U0270256

国家自然科学基金（72042004）
上海市科学技术委员会科普项目（18dz2300700）
上海市长宁区名医工作室（2017年）
上海市长宁区第四轮（2018—2020年）创新团队（后备）
上海市长宁区医学名专科：急性传染病防制科

校园健康防护

传染病 篇

庄建林 赵文穗 滕 俊 **主 编**

蔡恩茂 汤 泓 何晓定 **副主编**

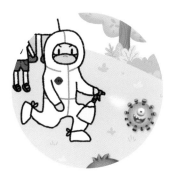

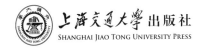

上海交通大学出版社

SHANGHAI JIAO TONG UNIVERSITY PRESS

内容提要

本书为儿童医学科普读物,通过一个虚拟的世界——疯狂病原城,将传染病病原体卡通化,根据其临床表现、传播特点等赋予不同的性格特点,讲述了"四季之战""四面楚歌"和"四海之内"多个小故事,共覆盖手足口病、水痘、麻疹等10多种校园常见病,并添加了近期正在肆虐的新型冠状病毒。这些小故事将传染病的健康教育融入病原体与人类的攻防大战,通俗易懂、幽默有趣。本书适合中小学生阅读,对公共卫生知识的普及和传染病预防有积极的作用。

图书在版编目(CIP)数据

校园健康防护 / 庄建林,赵文穗,滕俊主编. —
上海:上海交通大学出版社,2020
ISBN 978-7-313-22968-7

Ⅰ.①校… Ⅱ.①庄… ②赵… ③滕… Ⅲ.①常见病
—防治—青少年读物 Ⅳ.①R4-49

中国版本图书馆CIP数据核字(2020)第077122号

校园健康防护
XIAOYUAN JIANKANG FANGHU

主　　编:庄建林　赵文穗　滕　俊
出版发行:上海交通大学出版社　　　　　　地　　址:上海市番禺路951号
邮政编码:200030　　　　　　　　　　　　电　　话:021-64071208
印　　制:上海锦佳印刷有限公司　　　　　经　　销:全国新华书店
开　　本:880mm×1230mm　1/32　　　　印　　张:8.375
字　　数:88千字
版　　次:2020年6月第1版　　　　　　　　印　　次:2020年6月第1次印刷
书　　号:ISBN 978-7-313-22968-7
定　　价:58.00元

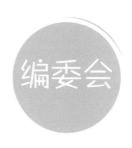

编委会

主　编

庄建林　赵文穗　滕　俊

副主编

蔡恩茂　汤　泓　何晓定

编　委

上海市长宁区疾病预防控制中心

季洁云　张　展　李　丽　钮春瑾　张　磊

陆劭勋　严子杰　鲁嘉妮　顾佳玲　薛嘉宇

黄莉丽　缪　玮　夏　仪　吕嗣翔　高　慧

美国杜兰大学

汪奕飞

上海市长宁区精神卫生中心

郑　宏

上海市宝山区疾病预防控制中心

郑余超

四川省成都市温江区疾病预防控制中心

张　波

成都中医药大学

张永辉

上海市长宁区北新泾社区卫生服务中心

钱君秋

上海市长宁区江苏社区卫生服务中心

李洁莹

上海市长宁区虹桥社区卫生服务中心

庄叶青　赵晓华

复旦大学公共卫生学院 2015 级本科

谢思伊　周　璐　黄　勇　季雨晴

上海虹桥机场地区爱国卫生委员会办公室

骆　婕

序

当前，我们正处于新型冠状病毒肺炎疫情防控的关键时期。每个人都应该对疫情有正确的认识，积极参与，从而赢得疫情防控的全面胜利。

在人类生存与发展的漫长历史中，由各种病原体（病毒、细菌、寄生虫等）引发的传染病疫情始终对我们构成严重威胁。从小学习医学知识，可以提高我们传染病防范的科学素养，对一生的健康都会有保障。

病毒听上去很可怕，但它具有两面性，是敌人，也可以作为我们的朋友。例如，我们可以利用病毒做成疫苗，预防传染病。人与病毒之间的平衡共生需要靠学科学、用科学来认识与管控。

这是一本很有趣的医学普及教育读物，通过适合儿童青少年阅读的方式介绍了多种不同的传染病，让同学们从小就能了解这些疾病的特点、成因，以及怎样预防疾病等。作者在 2019 年下半年完成了书稿，在编辑部校对出版的过程中我国暴发了新型冠状病毒疫情；所以非常及时地专门增加了一个章节，介绍了新型冠状病毒肺炎这一新发传染病。希望读完这本书之后，有更多的儿童青少年对于如何迎接病原体的挑战产生兴趣，投入到捍卫人类健康的伟大事业中来！

中国工程院院士　闻玉梅

2020 年 2 月 20 日

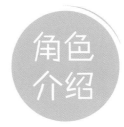

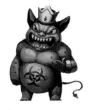

万毒王
道高一尺，魔高一丈。

水痘（带状疱疹）
伏老胁幼，一脉相承。

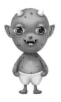

手足口病
我是手足口，最爱小朋友。

诺如病毒急性胃肠炎
随风潜入"液"，呕吐又腹泻。

流行性感冒
变变变！看我72变！

猩红热
开门先来三板斧，
发热咽痛皮疹出。

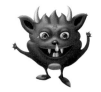

普通感冒
我们是路人甲乙丙丁，我们
是烦人的小妖精。

百日咳
花无百日红，人有百日咳。

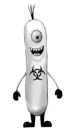

结核病
杀不死我的必使我强大！

麻疹
斩草不除根，春风吹又生。

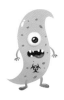

疟疾
冰火两重天，颤抖吧人类！

登革热
登革恒久远，花蚊代代传！

新型冠状病毒肺炎
旧的未去，新的已来！

目 录

第一章

防

走近病原城

　　四海八荒，九州大地，自盘古开天辟地起，人类一路历经苦难。可以说，人类的历史也是一部传染病的历史，传染病曾多次改变过人类的历史进程。纵然如今的传染病已不再像从前那般肆虐人间，但是，它们并没有走远。

诗词鉴赏：七律二首·送瘟神

现代 毛泽东

其 一

绿水青山枉自多，华佗无奈小虫何！

千村薜荔人遗矢，万户萧疏鬼唱歌。

坐地日行八万里，巡天遥看一千河。

牛郎欲问瘟神事，一样悲欢逐逝波。

其 二

春风杨柳万千条，六亿神州尽舜尧。

红雨随心翻作浪，青山着意化为桥。

天连五岭银锄落，地动三河铁臂摇。

借问瘟君欲何往，纸船明烛照天烧。

病原城里故事多：传染病15问

想象一下，如果我们的眼睛像显微镜一样，尝试把分辨率不断调高，从米到毫米再到微米，出现在我们面前的将是一个崭新的世界。这就是我们这本书的主角病原体的家园——病原城。

今天，让我们换个视角走近它们的世界。

病原城是一个比人类世界更久远的存在，这里居住着一些人类肉眼看不见的微生物，例如病毒、细菌、立克次体、衣原体、真菌、寄生虫等。它们的大小、外表不同，性格迥异，所以会选择不同气候、温度的地方，筑建各自的小家。炎热的赤道，寒冷的高原，温暖的平原……它们四海为家，迁徙繁衍，生生不息。它们有一个共同的目标——让人类得病，并通过"八仙过海，各显神通"的传播途径，达到"一传十，十传百"的效果。

针锋相对，此消彼长，人类和病原体之间的斗争从未

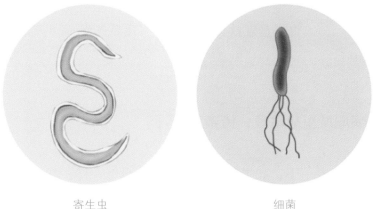

寄生虫　　　　　　　　　　　细菌

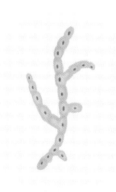

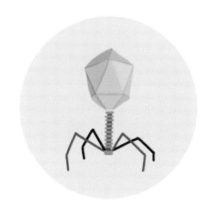

真菌　　　　　　　　　　病毒

停息过。"知己知彼，百战不殆"，让我们来看看，病原体是如何进攻人类的，人类又是如何进行有效防御，并转守为攻、主动消灭病原体的。

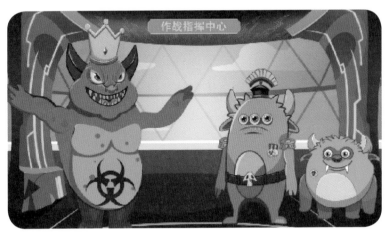

病原城作战指挥中心
（左：万毒王，中：菌司令，右：毒小兵）

欢迎来到病原城作战指挥中心，首先介绍我们的主角。左边这位是"万毒王"，病原城的首领；中间的叫"菌司令"，是万毒王最得力的左膀右臂；右边的这位蓝色小跟班叫"毒小兵"，负责传达各种指令。

在开始战斗巡礼之前，让我们通过问答的方式，来了解一些基础知识。

Q1: 什么是传染病？

在我们生活的地球上，还有一个人类肉眼通常看不见的世界，这个地方叫作"病原城"。这里居住了各种各样的居民（病毒、衣原体、支原体、立克次体、细菌、螺旋体、真菌、寄生虫等），它们有一个共同的名字——病原体。传染源不断对外排放病原体，通过特定传播途径使更多的人得病，这种病就是传染病。

Q2: 传染病有多少种？

病原城里究竟有多少种居民，至今还没有确切答案。

世界各国会根据疾病的流行情况及严重程度，制定相关的传染病防控法律法规。

在中国，法律规定的传染病有 40 种，其中甲类 2 种，乙类 27 种，丙类 11 种（更新至 2020 年 2 月）。

Q3: 什么是传染源?

传染源可以理解为病原体生产基地。病原体会选择合适的对象作为生产基地，对象可以是人，也可以是动物。这些病原体在基地内不断生长、繁殖、排出新的病原体。

需要注意的是，除传染病患者外，没有症状的病原携带者和受感染的动物都可能是传染源。

Q4: 哪些人容易感染传染病?

理论上所有人都可能感染传染病。实际生活中，人感染传染病的风险高低与多种因素有关，例如年龄、性别、居住地区、疫苗接种情况、营养状态、行为特征等。

科技发展至今，大部分传染病早已是可防、可控、可治的。只是，"道高一尺，魔高一丈"，病原城中的居民依旧会千方百计地寻找人类弱点，无孔不入地攻击他们。

Q5: 传染病有哪些传播途径？

进入人体的途径有很多种，病原城的居民有各自擅长的方式，有些喜欢从呼吸道或胃肠道进入，有些选择从皮疹、血液、伤口进入，有些则通过接触疫水或蚊虫叮咬传播，有些甚至能够在母婴之间垂直传播，有的寄生虫病不能直接人传人，需要辗转经由蚊子等"中介"来实现。

传播有时候很容易被发觉，有时候则非常隐蔽，例如通过呼吸道传播的传染病，人常常不知不觉就被感染。切断传播途径，就好像切断了交通要道，传染病的流行就被中断了。

Q6: 什么是潜伏期、传染性和传染期？

病原城的居民侵入人体后，一般情况下症状不会立即出现，它们需要在体内经过一段时间的生长或繁殖后才能让人出现症状，好比部队作战之前都需要养精蓄锐，这个时间段叫作潜伏期，其长短因人而异。

潜伏期是传染病的一个非常关键的流行病学特征，可以用来推断疾病是哪里感染的，可能传染给哪些人，控制效果是否有效，等等。

传染性是指患者或隐性感染者可以把病原体传染给别人的能力。传染期则是指具备这种能力的时间段。对于很多传染病来说，传染性在潜伏期末期、症状期、康复期前期都持续存在。有些传染病一旦感染，传染期可能是终身的。

Q7: 什么是传染病流行季节？

四季交替，人类的行为方式会随之发生变化，病原城中居民的活跃程度也会有所不同。夏秋季肠道病毒比较活跃，冬春季则呼吸道病毒活动频繁。也有些传染病没有明显的季节性，这与其病原体的传播方式、传播途径的实现难度有关。

Q8: 接触传染源后都会发病吗？

接触传染病患者或传染源的人称为密切接触者。这些人中有部分会成为新的患者，有的则不会。结果取决于多个因素，例如，接触方式是否适合疾病传播（日常的生活接触就不能实现艾滋病的传播）；以及密切接触者是否有足够的抵抗力，抵抗力可以来源于曾经的感染、疫苗的接种、自身的抵抗力等。

一般来说，如果在接触传染源后的一个最长潜伏期过后仍然没有发病，则可以排除感染风险。

Q9: 感染传染病会出现什么症状？

龙生九子，各有不同。病原城中的居民也性格各异，表现多样。

例如，呼吸道传染病的咳嗽症状明显，胃肠道传染病的呕吐、腹泻症状明显。症状期持续时间可长可短，症状完全消失后，进入康复期。

不同的人感染了同一种传染病后的症状也可能有所差异，有些人可能出现严重的并发症。例如，老年人感染流感后，肺部并发症的风险明显升高。

同一种传染病的症状可能很典型，也可能不典型。例如，突破性水痘的临床表现与典型的水痘相比就很不典型。

Q10: 如何诊断传染病？

雁过留声，踏雪留痕。传染病的诊断有多种手段和几个阶段。

如果一个人出现了一些可疑的症状，临床上可以先作为疑似病例。

疑似病例要确诊的话，还需要实验室的支持，通过显微镜观察、细菌培养、血清学检测、抗体抗原检测、分子水平检测等各种方法来证实患者体内是否存在病原体。

实验室确诊有"金标准"，区别于其他的检测方法。几乎每种疾病都有自己的检测"金标准"，代表了目前为止该疾病最准确的检测方法。

总之，能够找到病原体来过或者正在体内的痕迹，就能搞清楚是谁在捣乱了。

Q11：如何隔离传染源避免其传染？

传染源是病原体的生产基地和移动载体，走到哪里就能传播到哪里。因此，控制传染源是阻断疾病传播的关键之一。

根据病原体传染性的强度及传染病的严重程度，可以采用住院隔离、居家隔离等手段。此外，对于能够通过动物传播的疾病，还需要实行动物隔离，例如登革热、疟疾患者要避免被蚊子叮咬。

对于通过血液传播的传染病，需要避免患者进行献血等行为。

对于能够通过母婴传播的传染病，要采用药物、疫苗等实现母婴阻断。

需要注意的是，由于传染性并不一定随着症状消失而消失，因此，患者隔离的时间通常是症状消失后再延续一段时间。

一旦被诊断为传染病，自觉落实隔离措施是一种公民义务和社会责任。

Q12: 如何治疗传染病？

病原体在人体内捣乱，要么赶走它们，要么杀死它们，要么让它们处于不能捣乱的可控状态。传染病的治疗，包括治标和治本两个方向。

治标，即对症治疗。由于很多病毒性传染病没有特效药，因此，通常针对其出现的症状进行治疗。例如，退热、止咳、防脱水等。

治本，即对病因治疗。通常来说，病毒性疾病使用抗病毒药，真菌性疾病使用抗真菌药，细菌性疾病使用抗生素，寄生虫疾病使用驱虫剂。精准打击，就能干掉入侵的敌人。

目前为止，仍然有些疾病治疗效果不佳或者没有有效的治疗方法。例如狂犬病、广谱耐药细菌导致的感染等。

因此，防患于未然，预防传染病非常重要。

Q13：如何预防传染病？

病原城的居民无时无刻不想进攻人类。

要想不得传染病，理论上有三个预防方向，即隔离传染源、切断传播途径、保护易感人群。

你从哪里来，想到哪里去，用什么方式去的，只要搞清楚这些，就能有针对性地下手，减少被病原体攻击的机会。

从措施的精准度来看，可以将预防方法分为能够预防多种传染病的通用型措施和针对某一种传染病的特异性措施两大类。

通用型措施主要是指健康行为，包括勤洗手、多通风、吃熟食、规范消毒等。

特异性措施主要包括接种疫苗、环境改造、灭蚊杀虫等。

Q14: 什么是保护性抗体？

病原体进入人体后，人体也不是"吃素"的，不能你想来就来啊。病原体进入人体后，人体免疫系统就会开始识别，然后产生守护军队——抗体，当病原体再次进攻人体时，免疫系统就能迅速调动抗体，消灭来犯敌人。

对于大部分传染病来说，抗体水平即抗体数量达到保护人体的最低水平。当人体内抗体数量水平高于这一数值时，称为达到保护水平。

如果长时间没有病原体进攻人类，抗体水平也会随着时间推移而逐级降低至保护水平以下，这就是为什么有时即使接种过疫苗，也可能再次感染。

对于少数传染病，例如艾滋病等，抗体的产生只能代表感染了这种病毒，而不代表人体产生了免疫力。

所以请爱护自己的免疫系统，如果它们垮了，你的身体就"城门洞开"，什么病原体都能冲进来了。

Q15: 疫苗有什么用？

疫苗的作用就是模拟人体感染了某种病原体，让人体产生抗体，当真正的敌人到来时，人体就能够快速调出守护军队来对付病原体的入侵，避免感染这种传染病。

但是接种疫苗并不能百分百产生保护，也存在一定的不良反应风险，所以不是所有人都适合接种疫苗，也不是所有疾病都可以通过疫苗来预防。

然而，疫苗仍是目前预防和控制传染病最为有效的公共卫生工具之一。

好了，如果你读懂了以上 15 个小问题，就让我们一起前往"疯狂病原城"，开启校园传染病大作战吧！

病原大作战：传染病入门知识

1. 以下关于传染病的说法，不正确的是

（　　）

    A. 可以人传人

    B. 可以由动物传染人

    C. 患者、携带病原体的动物是传染源，看起来很健康的人不会传染别人

    D. 曾经是人类最主要的健康威胁

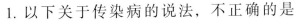

2. 以下属于病原体的是 （ ）

    A. 病毒、细菌、螺旋体、真菌

    B. 衣原体、支原体

    C. 寄生虫、立克次体

    D. 以上都是

3. 关于我国法定传染病，说法正确的是 （ ）

    A. 分为甲类、乙类、丙类 3 个级别，截至 2020 年，法律规定的传染病有 39 种，其中甲类 2 种，乙类 27 种，丙类 11 种

    B. 分为甲类、乙类 2 个级别，截至 2020 年，法律规定的传染病有 39 种，其中甲类 2 种，乙类 37 种

    C. 分为甲类、乙类、丙类、丁类 4 个级别，截至 2020 年，法律规定的传染病有 39 种，其中甲类 2 种，乙类 10 种，丙类 10 种，丁类 16 种

    D. 分为甲类、乙类、丙类 3 个级别，截至 2020 年，法律规定的传染病有 49 种，其中甲类 2 种，乙类 26 种，丙类 21 种

4. 传染病流行的三个基本环节是指 （ ）

    A. 传染源   B. 传播途径

C. 易感人群　　　　　　　D. 以上都是

5. 传染病的病原体传播途径不包括　　　　　（　　　）

A. 呼吸道传播　　　　　　B. 胃肠道传播

C. 网络传播　　　　　　　D. 血液传播

6. 关于潜伏期，说法不准确的是　　　　　　（　　　）

A. 潜伏期长短因人而异

B. 同一种传染病，不同人群的潜伏期都一样

C. 潜伏期末也具有传染性

D. 潜伏期可以用来推断疾病是哪里感染的，可能传
　　染给哪些人，控制效果是否有效，等等

7. 接触传染源后决定是否会发病的因素包括哪些（　　　）

A. 接触的程度、方式、频率等

B. 密切接触者是否有抵抗力

C. 密切接触者是否采取防护措施

D. 以上均包括

8. 关于传染病感染后的症状，说法不准确的是　（　　　）

A. 不同的人感染了同一种传染病后的症状也可能有

所差异

B. 同一种传染病的症状可能很典型，也可能不典型

C. 同一个人反复感染同一种传染病，症状可能不一样

D. 在一起暴发疫情中，同一个时间段感染的人群症状都一样

9. 现阶段，诊断一种传染病最准确的是 （　　）

A. 经验判断　　　　　　B. 临床症状判断

C. 流行病学判断　　　　D. 病原学检测

10. 防控传染病的措施原则上不包括 （　　）

A. 隔离传染源

B. 切断传播途径

C. 保护易感人群

D. 消灭传染源

第二章

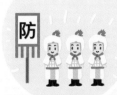

四季之战

一年有四季，病原城中的居民也都有各自喜好的季节。有的喜欢柳絮飘飞的春季，有的喜欢火热炙烤的夏季，有的喜欢凉风习习的秋季，有的喜欢凛冽严寒的冬季。日夜交替，斗转星移。病原体们奉万毒王的指令，你方唱罢我登台，与人类上演了一场场四季之战。

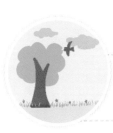

春之篇：水痘

诗词鉴赏：**早春呈水部张十八员外**

唐 韩 愈

天街小雨润如酥，草色遥看近却无。

最是一年春好处，绝胜烟柳满皇都。

病原城里故事多：来自痒痒战队的伏击

惊蛰，是二十四节气的第三个节气，代表万物复苏。惊蛰雷动，万物始长。在这个季节里，万毒王的一支潜伏部队也在蠢蠢欲动。

1

"轰隆"！一声春雷炸响，沉睡在人体神经节中的一

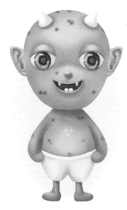

水痘-带状疱疹病毒

个个水痘病毒化身带状疱疹从长长的睡梦中苏醒过来。

"滴滴滴滴"！原来是病毒洋洋手腕上的通讯手表发出的声音。

病毒洋洋是水痘-带状疱疹病毒家族的一员，这个家族是引起水痘的病原体，因为能让人全身长满各种痘样皮疹，所以还有个外号，叫"痘痘"一族。

"防御值下降！防御值下降！病毒激活！病毒激活！"急促的声音把周边的病毒们都吵醒了。

水痘病毒杨杨伸了个懒腰，说："潜伏了 15 年，终于等到机会了！憋死我了！"

另一个水痘病毒阳阳附和道："我已经迫不及待啦！我们的任务是什么？"

病毒洋洋是这群病毒的队长，它对着手表呼叫道："呼叫指挥中心，呼叫指挥中心！痒痒战队已经激活，痒痒战队已经激活！"

病原城指挥中心的屏幕发出警报信号，一旁的毒小兵激动地说："报告！潜伏 15 年的卧底有信号了！"

菌司令赶忙问道："是谁发来的信号？"

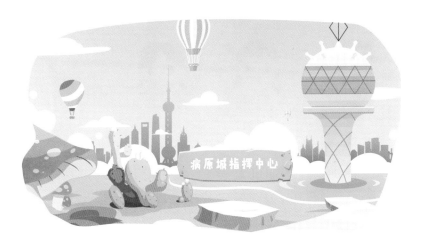

病原城指挥中心收到警报信号

毒小兵说："是水痘-带状疱疹病毒家族的痒痒战队！"

万毒王兴奋地说："布局15年的棋子终于发挥作用了。人类免疫力下降，命令部队进入作战状态！"

毒小兵下达了攻击命令："遵命！痒痒战队发动进攻！"

2

在一个普通的四口之家里，有爸爸、妈妈、小美和小丽。

惊蛰这天，爸爸对妈妈说："最近后背右侧这一边感觉有点隐隐作痛，人也感觉浑身不舒服！"

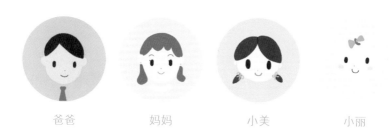

爸爸　　　妈妈　　　小美　　　小丽

　　"你肯定连续加班太累了，要好好休息啊。"妈妈回复道。

　　"你看看我后背是不是长了什么东西，感觉有点痒痒的。"爸爸休息了一会，还是觉得浑身不自在。

　　"天啊！你后面长了好几个水疱，我们得去看医生了！"爸爸右腰处长出了几个粉红色的水疱，这些泡泡独立分布，水疱边上的皮肤红红的。妈妈感觉在哪儿见过这种泡泡，但一时又想不起来。他们马上来到医院的皮肤科就诊。

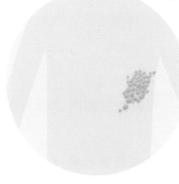

后背上的水疱

　　"这是带状疱疹。我开点抗病毒软膏让你回去涂一涂。这个疱疹液上面有病毒，不要让别人尤其是小孩子接触到。"带状疱疹是皮肤科的常见病，医生快速做出了诊断，开了一盒阿昔洛韦乳膏给小美爸爸，并嘱咐他如果病情没有好转，要及时来复诊。因为一部分带状疱疹患者会出现严重的神经痛症状，仅是抗病毒药物无法减轻患者的疼痛。

3

带状疱疹破损皮肤的表面，是一个个凸起的水疱，这是痒痒战队的杰作。它们从神经节激活后，沿着神经节由内向外一路侵袭，直到皮肤表面形成一个个水疱。这和它们15年前入侵的路径正好相反。和小时候生水痘时的水疱相比，再次发作的皮疹症状有所不同，一是又痒又痛，二是不像水痘发得全身都是，而是通常分布在身体一侧的局部皮肤。

在这个充满疱疹液的半圆形房间内，痒痒战队的成员们在回忆往事。

队长洋洋说："嘿，兄弟们，还记得我们当年的辉煌吗？"

杨杨附和道："想当初，这个人才15岁，还是个半大小子呢！"

阳阳也加入了这场回忆，在人体内潜伏了15年，虽然过了那么久，记忆却依旧清晰："想当年我们先攻击了

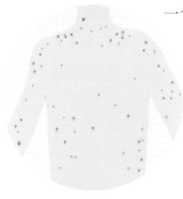

水痘病毒感染的皮肤症状

一个女生，很快一传十，十传百，一个学期下来，整个学校几乎每个班级都有人得水痘，简直像天女散花。"

队长洋洋说："是啊是啊，真的是收获满满，当年万毒王还通报嘉奖我们呢！"

4

时光穿梭，瞬间回到了 15 年前，这时候的爸爸还在读初三。

3月1日，初三（2）班的教室里，学习委员欣欣开始出现咳嗽、发热的症状，很像是感冒了。当天晚上在家，欣欣身上就出现了一个个水疱，奇痒难忍。

3月2日，班主任收到欣欣妈妈的短信：欣欣被医院诊断为水痘。仅仅这一天，欣欣的皮疹从身上逐步扩散到头部、四肢。虽然医生再三关照她不要去抓水疱，但是那种瘙痒的感觉实在令人难受，欣欣总忍不住想去挠。可一想起医生说的，如果挠破了，会留疤毁容，欣欣又咬牙忍住了。

欣欣妈妈拿着医生配的炉甘石洗剂，涂抹在欣欣的皮疹处，瘙痒才有所缓解。

班主任告诉欣欣妈妈，得了水痘需要在家里隔离，直到皮疹全部干燥结痂，到医院开具医学证明后才能回学校。水痘患儿通常要隔离2周。所幸这才刚开学不久，不然欣欣得落下许多功课了。

欣欣每天都会观察自己身上的皮疹是否结痂了。3月5日，她发现自己的一小块皮肤上有刚冒出头的皮疹，有的充盈着疱疹液的水疱，有的快结痂了，还有的则已经结了硬痂。妈妈看到欣欣伤心的表情，安慰道："我在网上看了，水痘皮疹的这个特点叫作'四世同堂'，现在是看着有点丑，但只要你听话不去抓，就不会留疤，很快一切都会好起来的。"

日子一天天过去了，欣欣很幸运，没有出现肺炎等并发症，也没有出现皮肤细菌感染等情况。3月13日，差不多过了2周，欣欣身上的皮疹终于全部干燥结痂了，此时皮肤就不再有传染性，她拿着医生的返校证明回学校上课了。

教室内传来了痒痒战队的笑声。

"哈哈哈哈，愚蠢的人类，以为欣欣结痂痊愈后来学校就平安无事、不会传染了，它们不知道早在欣欣发病前一天，我们就已经传染别人了。"

"就是就是，一个咳嗽，我就趁机钻到小朋友身体里去了。"

"差不多再过两个礼拜，潜伏期一结束，我们的战利品名单上就要再新增几个人咯！"

"哈哈哈哈！""痒痒痒痒！"

果不其然，从 1 个到 2 个，从 2 个到 5 个，从 5 个到 20 个；从一个班级扩散到另外一个班级，学校的水痘疫情此起彼伏，直到快放暑假才消停。

就在这段时间，痒痒战队进入了小美爸爸的身体里。水痘病毒只感染人类，一旦进入人体，那就一辈子不分开了。由于小美爸爸的抵抗力不错，水痘症状一开始并不明显。痒痒战队好不甘心，于是，它们开始了漫长的潜伏，预谋等待他免疫系统防御力下降的时候伺机行动，那时它们将变身带状疱疹病毒再次被唤醒，而引起的疾病则被叫作带状疱疹，俗称"缠腰龙"。这种疾病因皮疹通常出现在人体的一侧，呈现带状分布，而得名"带状疱疹"。带状疱疹又痒又痛，令人十分难受，多数人在 2 周左右可以痊愈，部分人可能出现严重的带状疱疹后神经痛，一旦出现这种情况，那就可能引发十分严重的后果，患者疼痛难挡，甚至可能因此产生轻生的念头。所以，绝不能小看了水痘这个毛病。

小美爸爸正值壮年，2 周后他的带状疱疹就痊愈了。

如果是年老体弱的人患上带状疱疹，可能就没有那么幸运了。不过小美爸爸仍然要时刻当心，因为在未来，他还可能出现带状疱疹的复发。

5

洋洋队长手上的通讯手表又发出嘟嘟嘟的信号："万毒王命令我们发动新一轮进攻。兄弟们，这个家里有两个小孩，我们大显身手的时候到了！"

其他病毒兴奋异常："冲啊！一定要让这两个小孩都得水痘！"

水痘–带状疱疹病毒的发病过程有点像青蛙的发育过程，小时候是小蝌蚪，长大了变成青蛙。两个环节呈现出的是不同的形态。

小朋友第一次感染水痘–带状疱疹病毒，不管这病毒是来自水痘患者还是带状疱疹患者，首先发的都是水痘，等到激活后再次发病，才是带状疱疹。

与水痘可以通过呼吸道和接触传播不同，带状疱疹主要通过接触传播。由于家庭内的密切接触实在太多，所以有时候防不胜防。

这不，姐妹俩不小心接触到爸爸后背的皮疹，痒痒战队逮准这个机会，冲向小女儿小丽。小丽今年才1岁半，正在牙牙学语的阶段。

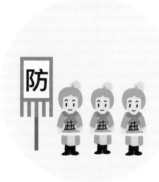

水痘疫苗——守护大军

病毒们正想再现 15 年前的战绩，不料一进入小丽的身体，就遇上了她体内的守护大军，这支部队白马银枪，猎猎作响的旌旗上，有的写着"防"，有的旗上还画着打叉的水痘–带状疱疹病毒。

以前进入人体的时候没有碰到过这种部队啊！痒痒战队的病毒们有点懵圈。不过已经在小美爸爸身体里面憋了 15 年，等待许久的病毒们哪肯就此退却。但只是一番交手，病毒大军就丢盔弃甲，落荒而逃了。

"这是什么东西！之前怎么从来没有碰到过？好厉害！快撤！"

"刚刚收到指挥中心来情报，这是人类的新武器，叫作水痘疫苗。这个女娃娃一岁半，情报显示半年前刚刚打过疫苗，现在正好是防御值爆棚的时候，指挥中心让我们去进攻那些没有打过水痘疫苗，或者已经打好几年的小朋友。情报显示防御值会随时间逐步下降，即使打过 1 针水痘疫苗我们也可能突破人体的防线。"

"好，我叫了增援部队，那我们去进攻大女儿，她已经 5 岁了，即使打了疫苗，防御值也消退得差不多了。"

病毒们正准备进攻大女儿，突然一支尽带黄金甲的部队出现在病毒大军面前。病毒大军心里直打鼓："为什么这个人的抵抗力看起来更强了？难道指挥中心的情报出错了？""会不会是虚张声势？不管了，冲啊！"

水痘疫苗——黄金守护部队

结局是可以预料的，在黄金守护部队面前，痒痒战队又失败了。因为小美在 4 岁时又接种了第二剂水痘疫苗。她现在有如上了双保险。

水痘疫苗就像人类的铠甲，帮助没有生过水痘的人获得保护力。在没有疫苗之前，痒痒战队攻无不克，战无不胜，几乎可以使人人感染。但随着水痘疫苗的研发成功，水痘部队碰到了劲敌。接种一剂水痘疫苗后，人体内就开始产生免疫力，但是随着时间的流逝，免疫力会逐步下降，一旦碰到水痘病毒的攻击，部分人仍会感染水痘，这种水痘叫做突破性病例。和没有接种过疫苗的普通水痘病例相比，突破性病例的症状要更轻一些，皮疹的数量明显更少，分布更稀疏。如果再接种一剂水痘疫苗，防御力就能够迅速大幅增强，罹患突破性水痘的风险也会大幅下降。除此之外，带状疱疹疫苗也已经研发成功，它能够保护 50 岁以上的老年人免受带状疱疹的折磨。对于水痘-带状疱疹病毒来说，这绝对是个噩耗，这意味着它们可能被永久封禁在人体内，再也没有激活的机会了。

只是，在这个家庭中，痒痒战队虽然失败了，但它们并没有走远，你知道它们现在藏在谁的身体里吗？

春天的故事讲完了，让我们用一首小诗记住今天的内容吧。

水　　痘

得了水痘浑身痒，飞沫皮疹病毒扬。

隔离在家待结痂，两针疫苗把病防。

历史小课堂：水痘与疫苗

带状疱疹在我国民间俗称"缠腰龙"。

16 世纪意大利医生乔瓦尼·菲利普（Giovanni Filippo）首次描述了水痘的特征；17 世纪英国医生理查德·莫顿（Richard Morton）将其命名为"chickenpox"（水痘）；18 世

纪，英国医生威廉·赫伯登（William Heberden）证实水痘与天花是两种不同疾病；1954 年，美国的托马斯·哈克尔·韦勒（Thomas Huckle Weller）分离出水痘病毒；1972年，日本的高桥理明研发出首个水痘减毒活疫苗。

在上海等地区，水痘疫苗已纳入儿童常规免疫接种程序，适龄儿童可以免费接种 2 针水痘疫苗。

病原小百科：水痘

1. 水痘、带状疱疹都是由水痘-带状疱疹病毒引起的传染病。

2. 水痘是一种传染性很强的儿童常见传染病，90% 的发病人群为 14 岁以下儿童。带状疱疹的发病人群主要为成人。

3. 水痘通过呼吸道传播，密切接触可以快速扩散，主要症状为发热、全身长水疱疹、以瘙痒为主。

4. 水痘潜伏期 14～21 天，通常为 2 周。水痘是自愈性疾病，通常 1～2 周结痂。发病前 1～2 天到皮疹完全干燥结痂，期间，水痘患者都有传染性。

5. 接种水痘疫苗是预防水痘最有效的措施。目前的接种程序是满 1 岁接种第 1 针，满 4 岁接种第 2 针（以当地卫生部门发布的接种程序为准）。接种过水痘疫苗也可能发生突破性水痘，但症状及传染性大幅减轻。

病原小百科：带状疱疹

1. 第一次感染水痘后，病毒会潜伏在神经节，一旦机体免疫力下降，则可能激活为带状疱疹。

2. 带状疱疹主要发生在身体一侧，以痒、痛为主，严重者可以引发神经痛。

3. 带状疱疹的皮疹也有传染性，没有接种过水痘疫苗或感染过水痘者，接触感染后可能发生水痘。

4. 带状疱疹的治疗包括抗病毒治疗、微创治疗、中医治疗等。

5. 带状疱疹疫苗已经研发成功，主要应用于中老年人，在全球部分地区已经上市使用，效果良好。

病原大作战：水痘-带状疱疹

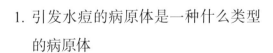

1. 引发水痘的病原体是一种什么类型的病原体 （　　）

　　A. 细菌　　　B. 病毒　　　C. 原虫　　　D. 寄生虫

2. 儿童期感染水痘后，在成年期可能引发哪种疾病（   ）

    A. 单纯疱疹   B. 手足口病

    C. 带状疱疹   D. 水痘

3. 目前，最容易引起水痘暴发的场所是   （   ）

    A. 养老院   B. 工厂等集体单位

    C. 中小学   D. 企业

4. 水痘的传播途径是什么   （   ）

    A. 飞沫传播或直接接触皮疹传播

    B. 经水传播

    C. 经食物传播

    D. 经血液传播

5. 水痘的平均潜伏期为   （   ）

    A. 2 周左右   B. 5～7 天

    C. 1～2 天   D. 3 周左右

6. 水痘的隔离期是   （   ）

    A. 发热消退后 1 周   B. 皮疹消退后 1 周

    C. 不用隔离   D. 皮疹全部结痂干燥

7. 感染水痘常见的临床表现是　　　　　　　　（　　　）

  A. 出现皮疹时，皮疹先发于头、面和躯干

  B. 早期有头痛、发热、咽痛等上呼吸道症状

  C. 皮疹出现后，伴明显瘙痒感

  D. 以上都是

8. 水痘病愈后皮肤有何种变化　　　　　　　　（　　　）

  A. 有破损

  B. 有瘢痕

  C. 患病时不抓破没有继发感染，一般不留瘢痕

  D. 脱屑

9. 患水痘后，出现皮肤瘙痒者可用何种药物进行缓解

　　　　　　　　　　　　　　　　　　　　　（　　　）

  A. 植物凝胶

  B. 炉甘石洗剂

  C. 抗生素

  D. 皮质胆固醇激素

10. 突破病例是指什么，有何种特征　　　　　（　　　）

  A. 接种水痘疫苗后仍发水痘，但病情较轻微

B. 接种水痘疫苗后仍发水痘，但病情更严重

C. 接种水痘疫苗后直接导致水痘发病，但病情较轻微

D. 接种水痘疫苗后直接导致水痘发病，但病情更严重

11. 患水痘期间应该注意饮食，下列哪种饮食更合适　　（　　）

A. 辛辣饮食　　　　　B. 油腻饮食

C. 清淡饮食　　　　　D. 以上都不正确

12. 下列预防水痘的措施中哪种是错误的　　　　（　　）

A. 教育和培养孩子养成良好的卫生习惯

B. 冬春季节学校教室和家中要经常开窗通风，保持环境整洁、空气流通

C. 对未患水痘的儿童接种水痘疫苗进行预防

D. 对已患水痘儿童继续接种一剂水痘疫苗，以免复发

13. 预防集体单位水痘暴发最有效的方法是　　　（　　）

A. 隔离病人，防止易感儿童接触

B. 接种水痘疫苗

C. 讲究个人卫生，加强锻炼

D. 开窗通风，保持空气流通

14. 下列关于水痘疫苗的描述中错误的是 （　　）

    A. 水痘疫苗能有效预防易感人群发生水痘，其保护率达 100%

    B. 水痘疫苗不能达到 100% 保护率，但可以降低发病风险和严重程度

    C. 水痘疫苗是预防水痘感染的最有效手段

    D. 水痘疫苗是经水痘病毒传代毒株制备而成

15. 如周边有水痘患者，通常要注意何种预防措施 （　　）

    A. 不要触碰患者皮疹，尽可能对患者进行隔离

    B. 根据免疫史，及时接种水痘疫苗

    C. 关注自身状况 3 周，如出现症状及时就医

    D. 以上都正确

16. 潜伏者人体内的水痘-带状疱疹病毒是否能够激活，说法不正确的是 （　　）

    A. 可能永远都不激活

B. 人体免疫力下降可能激活

C. 只能激活一次

D. 可以激活一次以上

17. 儿童接触家庭中带状疱疹患者的皮疹后，最可能出现
    的疾病是 （　　）

    A. 带状疱疹

    B. 水痘

    C. 同时出现水痘和带状疱疹

    D. 先出现带状疱疹，再出现水痘

18. 关于水痘-带状疱疹病毒的疫苗研发，说法准确的是
    （　　）

    A. 目前已经研发出水痘疫苗和带状疱疹疫苗

    B. 目前仅研发出水痘疫苗

    C. 目前仅研发出带状疱疹疫苗

    D. 目前已经研发出水痘和带状疱疹联合疫苗

19. 儿童一旦感染水痘，说法准确的是 （　　）

    A. 随着皮疹干燥结痂，病毒消失

    B. 病毒将永久存在于体内

C. 病毒将在体内存在 10 年左右

D. 可通过水痘疫苗预防水痘的复发

20. 在这个故事中，痒痒战队的下场是 （　　）

A. 被彻底消灭

B. 部分病毒继续潜伏在小美爸爸的体内

C. 躲藏在小美和小丽的体内

D. 漂浮在家里的空气中

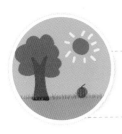

夏之篇：手足口病

立夏是夏季的第一个节气。立夏前后，气温稳定上升。随着夏天的到来，病原城的主战部队由呼吸道传播的部落切换为肠道传播的部落。

诗词鉴赏：小池

南宋　杨万里

泉眼无声惜细流，树阴照水爱晴柔。
小荷才露尖尖角，早有蜻蜓立上头。

病原城里故事多：肠道病毒三大家族的夺位之争

1

在病原城作战指挥中心，万毒王和菌司令正商讨作战策略。万毒王看了眼天气预报，说："夏天来了，气温上来了，是时候派出肠道病毒家族了。"

菌司令有点担心地说："据我所知，它们最近为了争夺部落第一宝座吵得不可开交。"

"这个位置不是属于脊髓灰质炎病毒家族的吗？"万毒王有些不解。

菌司令赶忙解释道："那是老皇历了，自从人类广泛使用疫苗后，脊髓灰质炎病毒家族几乎要灭绝了。最近肠道病毒里面的大 E（肠道病毒 71 型，即 EV71 病毒）、大 C（柯萨奇病毒，即 CA 病毒）、小 e（埃可病毒，即 Echo 病毒）等后起之秀势头很猛。传染病排行榜上发病数第一的手足口病就是它们几个家族干的。"

万毒王很兴奋："排行第一，非常好！毒小兵，召唤肠道病毒家族的三大首领来作战指挥中心。"

2

在一阵叽叽喳喳的喧闹声中，三大家族的首领来到了病原城指挥中心。它们系出同门，简直同三胞胎一样，还好，为了彼此区分，它们的胸口上都有家族的小标记。不然，都是"独眼龙"，很难分清楚它们谁是谁了。

万毒王说："今天我来做次裁判，你们都说说有什

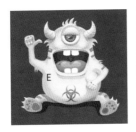
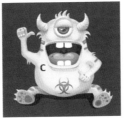
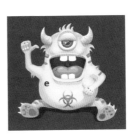

大 E（EV71 病毒）　　大 C（CA 病毒）　　小 e（Echo 病毒）

么本领能够坐上部落第一宝座。
谁本事最大，谁就上位！"

　　大 E 抢着说："大王，
我先说。我们 EV 家族可是
肠道病毒大家族的顶梁柱。
手足口病就是我们的杰作。
现在提起手足口病，谁人
不知，谁人不晓！我们能

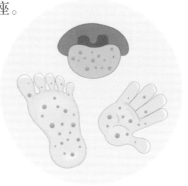

手足口病的临床表现

让小朋友的嘴巴、手、脚、屁股上都长满泡泡！我们无孔
不入，小朋友的皮疹、粪便中都是我们的病毒大军。直接
接触患者的皮疹、碰到病毒或是被患者粪便污染过的物
品，亦或者不小心吸入患者咳嗽出的病毒，反正一旦人类
把我们的病毒大军吃进去，不出 2～7 天，我们就能像洪
水般蔓延开来。"

　　大 C 见大 E 一口气说了那么多，赶忙插话："这有什

么嘛，不就是手足口病吗，我们 CA 家族也可以啊。我们还会让小朋友得疱疹性咽峡炎，这个病不仅能让小朋友咽喉壁上长一堆泡泡，还会让他们高烧不退呢！小朋友一发高烧，家长就乱套了。哈哈，想想他们手忙脚乱的样子，我就想笑！哦，大王，我们家族的 CA24 病毒还能让人类得红眼病呢。"

"多才多艺啊！"万毒王不禁首肯道。

见万毒王对大 C 家族赞许有加，大 E 坐不住了，他马上说："这有什么，你刚才说的疱疹性咽峡炎、红眼病我们也都会啊。"

大 C 气急败坏地说："别忘了，人类发现手足口病后首次分离出来的病毒是我们 CA 病毒，不是你们 EV 病毒。"

大 E 眼见无法取得压倒性优势，恨恨地说："老虎不发威，你当我是病猫啊！大王，让我给您演示下我们的绝招——雷霆暴击！"说罢，大 E 头上的毛发一根根竖立起来，完全变了个模样。

"大王，别看我们平常就让小朋友发发皮疹就结束了。一旦使出绝招，我们病毒大军直接攻击人类的心脏、肺部、大脑等要害部位，被暴击击中的孩子就会出现持续高烧、心跳加快、浑身乏力、站立不稳、呕吐、手脚抖动、

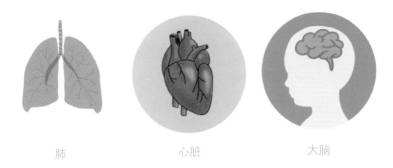

肺　　　　　　　心脏　　　　　　　大脑

呼吸异常、手脚发冷、出冷汗、皮肤出现花纹等症状。下手再狠点，我们可以直接让他们丧命！"

大C看到大E使出了绝招，悠悠地说："这点我承认，你们家族成功使出雷霆暴击的概率确实比我们高那么一点。但是别忘了，人类已经发明了EV71疫苗啦！"

如同被点了死穴一般，大E的气场立刻弱了下来，委屈地说："不公平，为什么人类研发的手足口病疫苗只对我们EV71病毒有效，对你们CA家族就没有用？"

大C一脸嫌弃："别，那疫苗是针对你们的，别扯上我们，谢谢！据我所知，那疫苗对我们两个家族没有交叉保护力。"说完，它瞟了一眼小e。

菌司令在一旁语重心长地说："你也别高兴太早，情报显示，人类正在研发EV71-CA16联合疫苗，这种疫苗可是对你们两个家族都有杀伤力。"

小e在一旁等候多时，虽然辈分最低，平常总感觉在打酱油，这时也是它表现的时候了："咳咳，终于轮到我了。要我说，你们两家都太爱抢风头了。所谓枪打出头鸟，做病毒要低调。你们看我们 Echo 家族，坏事没少干，手足口病、疱疹性咽峡炎一样没落，另外，流行性脑炎、病毒疹等也都是我们的杰作。我们骄傲了吗？我们自满了吗？既然人类已经盯上你们了，那么干脆家族第一的宝座还是给我们吧！"

万毒王见一时半会难于判断，于是下令："好了，别吵了，三个和尚没水喝的故事你们听过吗？你们三大家族的战斗力各有千秋，我命令你们通力合作！天气热了，食物容易变质。菌司令，告诉细菌一族，让它们派沙门菌家族等配合肠道病毒大家族，一起发动进攻！"

菌司令指挥道："是！各路肠道病毒听我命令，组成泡泡战队，分为东西路军，同时发动进攻。出发！"

3

肠道病毒三位首领率领着泡泡战队，把主战场定在了幼儿园和小学，这里人多，下手机会多。

它们派出了几路人马同时下手。忙活了半天，却发现情况有变，往常这个时候应该是捷报频传了，今天却只零星收到几个得手的战报，重症病例、大面积暴发的好消息一个也没有传来。

"侦察兵出动！看看人类做了什么！"随着首领们的一声令下，负责打探情况的肠道病毒们四散开去，分头行动。

不一会，就陆陆续续有消息传来。

"报！人类编了个口诀来对付我们：勤洗手，勤通风，吃熟食，晒衣被，喝热水。这些都是冲着我们来的！"

"报！小朋友在入园入校、课间休息的时候，都自觉去洗手，把大军冲掉了！"

"报！课间休息的时候，老师把窗户打开通风，把大军吹散了！"

"报！人类已经对'雷霆暴击'有所防范，它们专门制订了应对策略，一发现有苗头不对就把孩子送到医院去了！"

"报！""报！"……

眼见接二连三传回来的都是坏消息，三个首领也不再争吵，一脸无奈，面面相觑，毕竟，脊髓灰质炎病毒的历史教训就鲜活地摆在它们面前。

得想点办法，不能坐以待毙。

原来的主将大E提出了一个作战方案："人类已经有所防范，为了整个家族的荣耀和生存，是时候放下我们几个小部落间的嫌隙和争吵了。人类对我们的抵抗力不能产生交叉保护，可以让原来的二线部落作为先锋主将，原来的主战部队 EV71 病毒暂且退居二线，等待人类放松警惕，再杀个回马枪！"

大 C 同意了这个主意，它派出了柯萨奇家族的 CA6、CA10、CA16 等将领。

4

向日葵小学。二年级（1）班。

晨检的时候，有个学生被发现得了手足口病。

这次得手的是 CA6 病毒。此前它们不是主战部队，人类积累的抵抗经验还不足，也没有相应的疫苗预防，所以很容易就得手了。

这个班级随即被列入了密切观察名单。2 天以后，又有一名学生被诊断出手足口病。

咽拭子标本检测显示这也是 CA6 病毒干的，很有可能是前面一个同学传染给他的。在一个潜伏期内连续出现 2 个及以上的病例，就得怀疑这是聚集性发病，也就是说，病毒在班级内出现了传播。

"建议关班！"关注到这起疫情的社区卫生服务中心的医生根据疾控中心的技术方案给出了关班停课建议。

关班是直接阻断传染病流行最有效的方法。如果早期不能阻断，后期更多病例可能会如雨后春笋般出现。

向日葵小学一年前就出现过这种情况。因为担心影响学习进度，当时没有采取关班的措施，结果未能彻底阻断病毒的流行，手足口病在学校各个年级蔓延开来。最后经疾控中心的专家评估，还是关闭了几个发病班级。这对教学秩序产生了不小的影响。

吃一堑，长一智。

班级关闭后，疾控中心的专家又给出了三点防控建议。一是除了发病班级外，厕所、楼梯等公共区域也需要消毒；二是患病的学生严格执行居家隔离，家里如果有其他孩子的，同时做好家庭内部隔离；三是对其他在家健康观察的学生，也要注意可能出现新的病例，一旦出现要尽早就诊。

患病的学生痊愈后继续在家待1周，这是集体机构手足口病病例的隔离期。因为刚刚痊愈的时候，患者还能够继续排毒。

2名患儿的症状消失得很快，差不多1周时间皮疹逐步消失，没有结痂也没有留疤。这是普通病例，也叫轻症病例。他们运气很好，没有出现重症手足口病的并发症。大家悬着的心终于放下了。

一个最长潜伏期（10天）之后，再没有新的病例出现，这起小规模疫情总算被消灭在萌芽之中了。

5

对于肠道病毒家族来说，好不容易等到天气转热，流行期到来，结果竟接连碰到钉子。

哗啦啦！"饭前便后勤洗手，肠道病毒全赶走！"学生们在学校增加了洗手的频次。对于入口传播的病毒大军来说，一旦学生们养成勤洗手的习惯，攻击的成功率将大大下降。

"什么味道！"空气中飘来一股消毒水的味道，"不好，下令，撤退！"原来，手足口病流行期间，幼儿园和学校加强了预防性消毒。

"呼！"逃出来的病毒们长舒了一口气。

6

如果你觉得肠道病毒已经退去，那就太轻敌了。

它们已经在传染病排行榜上站稳了脚跟。更讨厌的是，即使学校放假，暑假期间，它们也不消停，暑托班、兴趣班等小朋友聚集较多的地方，还是有手足口病病例不断出现。

不像脊髓灰质炎病毒，总共就 3 个型，一个疫苗里面的疫苗株就能预防所有亚型的病毒；肠道病毒家族至少有 20 多种病原体能够引发手足口病，一个疫苗里面暂时放不下这么多疫苗株。按下葫芦浮起瓢，当 EV71 发病率下降后，CA 家族又勇立潮头；当 CA 家族受到打击时，可能又会有新的主将站出来。想要一次性消灭它们还是比较困难的。

所以，在可预见的将来，人类和手足口病的战斗仍将持续。

大 E、大 C 和小 e 的夺位之争也将继续。

夏天的故事讲完了，让我们用一首小诗记住今天的内容吧。

手 足 口 病

不痛不痒伴发热，可能得了手足口。

饭前便后勤洗手，肠道病毒全赶走。

历史小课堂：手足口病

1957 年，新西兰首次报道手足口病病例；1958 年，柯萨奇（CA）病毒被分离；1959 年，手足口病被正式命名；1969 年，EV71 病毒被分离；1981 年，上海报道发现了手足口病病例。

2016 年，全球首个预防 EV71 病毒感染的疫苗正式上市。值得骄傲的是，这是我国独立自主研发的疫苗产品。

病原小百科：手足口病

1. 手足口病是由 20 多种肠道病毒引起的儿童常见传染病，主要症状是手、足、口、臀部的皮疹。

2. 常见的手足口病皮疹特点是不痛、不痒、不结痂、不留痕。

3. 手足口病是一种自限性疾病，1 周左右自愈，极少数患者会出现肺部、脑部和心脏的严重症状。

4. 目前监测显示，每年的 5～6 月、9～11 月是手足口病的流行高峰。勤洗手、勤通风、喝开水、吃熟食是日常预防手足口病的有效手段。

5. 目前，EV71 疫苗已经在国内上市，6 月龄以上至 5 岁的儿童可以选择自愿自费接种。

病原小百科：疱疹性咽峡炎

1. 疱疹性咽峡炎是手足口病的"表兄弟"，也是由一组肠道病毒引起的儿童常见传染病。

2. 疱疹性咽峡炎的皮疹主要集中在咽喉附近,其余部位无皮疹。

3. 患有疱疹性咽峡炎的儿童通常伴随高热症状。

4. 和手足口病相比,疱疹性咽峡炎一般不会引起重症病例。

5. 在集体机构中,疱疹性咽峡炎可以参照手足口病管理。

病原小百科:红眼病

1. 流行性出血性结膜炎俗称"红眼病",主要是由EV70、CA24等肠道病毒引起的具有高度传染性的疾病。

2. 红眼病的症状主要是单侧或双侧眼部发红、眼内出血。

3. 红眼病通过日常生活密切的接触、公用生活用品、被污染的泳池水等途径实现快速传播。

4. 勤洗手、注意个人用品卫生、游泳后滴眼药水等可以帮助预防红眼病。

5. 红眼病自然病程短,无特殊治疗药物,预后较好,不影响视力。极个别病例伴有神经系统症状。

病原大作战：手足口病

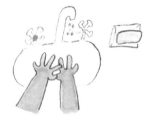

1. 手足口病是由哪种病原体引起的疾病 （   ）

   A. 一组肠道病毒　　　　B. 一组肠道细菌

   C. 一组肠道寄生虫　　　D. 衣原体

2. 以下哪一项描述符合手足口病的特点　　　（   ）

   A. 报告发病率高，近年来在所有法定传染病发病率中排名前列

   B. 传染性强，在托幼机构中易暴发流行

   C. 少数病例为重症，可引起神经系统、呼吸系统的并发感染

   D. 以上都是

3. 关于手足口病，下列哪一项描述是不正确的　　（   ）

   A. 手足口病的皮疹仅局限于手、脚及口腔部位

   B. 手足口病是国家法定的丙类传染病

   C. 手足口病是一种肠道传染病

   D. 人是手足口病唯一的感染者和携带者

4. 手足口病的典型疱疹有什么特点 （ ）

    A. 聚集成片   B. 瘙痒明显

    C. 疼痛明显   D. 不结痂、不留疤

5. 手足口病的典型疱疹常发于哪些部位 （ ）

    ① 手足   ② 臀部   ③ 口腔   ④ 肩胛

    A. ①②③   B. ①③④   C. ②③④   D. ①②④

6. 手足口病患者中最常见的一类人群是 （ ）

    A. 新生儿   B. 5 岁以下儿童

    C. 青少年   D. 成年人

7. 手足口病全年可发，近年来，手足口病的发病高峰是

                                           （ ）

    ① 5～6 月   ② 7～8 月

    ③ 9～11 月   ④ 1～2 月

    A. ②③   B. ①③   C. ①④   D. ②④

8. 手足口病的主要传播途径是什么 （ ）

    ① 接触污染物体   ② 蚊虫叮咬

    ③ 接触传播   ④ 血液传播

A. ①②   B. ②③   C. ①③   D. ③④

9. 集体单位内，1个潜伏期内出现（　　）例及以上有关联的手足口病患者需要考虑是聚集性发病

A. 2   B. 3   C. 5   D. 10

10. 手足口病和疱疹性咽峡炎相比，说法不准确的是
（　　）

A. 疱疹性咽峡炎引发重症病例的概率很低

B. 手足口病的皮疹主要在手、足、口、臀部

C. 病原体完全一致，症状表现略有不同

D. 疱疹性咽峡炎容易出现高热

11. 预防手足口病最有针对性的措施是哪一种　　（　　）

A. 不吃半熟制品不喝生水

B. 注意个人卫生勤洗手

C. 接种手足口病疫苗

D. 室内勤开窗通风

12. 以下哪项是手足口病的有效控制措施　　　　（　　）

A. 公共区域及教室消毒

B. 加强入园入校的晨检

C. 聚集性发病时关闭班级

D. 以上都是

13. 关于红眼病的说法，准确的是　　　　　　　　（　　　）

A. 和手足口病一样，也是由肠道病毒引起的

B. 和手足口病一样，也容易引起集体单位的群体性
传播

C. 和手足口病一样，接触传播是疾病的传播方式之一

D. 以上说法都正确

14. 关于手足口病病毒的潜伏期，以下哪一项说法是正
确的　　　　　　　　　　　　　　　　　（　　　）

A. 手足口病病毒潜伏期多为 2～10 天，平均为 3～5 天

B. 疫情暴发时，潜伏期可作为制订关班天数的依据

C. 处于潜伏期内的病例也可能具有传染性

D. 以上都正确

15. 出现手足口病聚集性发病或暴发疫情时，制订关班天
数的主要依据是什么　　　　　　　　　　　（　　　）

A. 手足口病的最短潜伏期

B. 手足口病的最长潜伏期

C. 手足口病的症状期

D. 手足口病的排毒期

16. 关于手足口病的隔离期，目前通常建议采取哪一项

（　　）

A. 1～2 个最长潜伏期

B. 1～2 个最短潜伏期

C. 全部症状消失后 1 周

D. 全部症状消失即可

17. 关于手足口病的重症病例，下列哪项描述是不正确的

（　　）

A. 重症手足口病比例约为 1%

B. 注射疫苗可完全避免重症手足口病的发生

C. EV71 病毒引起重症手足口病风险更大

D. 3 岁以下低龄儿童患重症手足口病风险更大

18. 一般情况下，哪些症状提示出现重症手足口病，应立即就医　　　　　　　　　　　　　　　　　（　　）

A. 持续高温，体温超过 39 ℃且常规降温效果欠佳

B. 精神萎靡、无力易惊

C. 心率增快至超过 140～150 次 / 分

D. 以上都是

19. 关于手足口病疫苗，以下哪一项描述是正确的（　　　）

A. 建议接种对象为 6 月龄以上的易感儿童

B. 5 岁以上儿童无须再接种该疫苗

C. 现阶段的疫苗仅能预防 EV71 病毒

D. 以上都对

20. 关于手足口病及疫苗，以下哪一项理解是错误的

（　　　）

A. 得过一次手足口病就没有必要打疫苗了

B. 打了疫苗之后还可能感染手足口病

C. 得过一次手足口病后还可能再得手足口病

D. 打了疫苗后，能够预防 EV71 病毒引发的手足口病

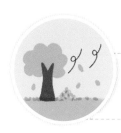

秋之篇：诺如病毒

诗词鉴赏：枫桥夜泊

唐　张　继

月落乌啼霜满天，江枫渔火对愁眠。

姑苏城外寒山寺，夜半钟声到客船。

病原城里故事多：吐吐战队四连败

白露是秋季的第三个节气。这是一个与温度有关的节气，白露前后，昼夜温差开始增大。有一种病毒虽然也属于肠道病毒，但它是在气温下降的时候逐渐进入活跃期，这就是诺如病毒。

1

在病原城指挥中心，屡次受挫的万毒王很不开心，它对菌司令说："人类太猖狂了，都快把我们消灭光了，我要给他们点颜色看看。菌司令，你看看派谁去最合适？"

菌司令回答道："大王，现在已经是深秋了，天气开始变冷，这个绝佳的机会我看给诺如病毒部落比较合适，派它们去吧。"

万毒王有点疑惑，道："它们就是江湖人称'冬季腹泻王牌战队'的诺如病毒一族吗？冬天还没有来，会不会时机未到？"

菌司令向万毒王解释道："大王，诺如战队只是在冬天战斗力更强悍，其实它们大军一年四季都在攻击人类，现在放它们出去练练兵，冬天正好可以造成暴发！"

万毒王听后兴奋至极，吩咐毒小兵："快去召唤诺如病毒部落首领来作战指挥中心！"

毒小兵回复道："遵命！"

2

诺如病毒人称"轮滑小子"，只见它踩着滑轮闪亮登场："大王，轮滑小子一直期待您的召见，现在终于轮到

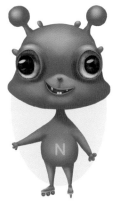

诺如病毒

我们表演啦！"

万毒王看到信心满满的轮滑小子，心里顿时有了底气："轮滑小子，你最厉害的招数是什么啊？"

轮滑小子回答道："天下功夫，唯快不破！我们家族的绝招就是'快'。来去无踪，身轻如燕！快如闪电，放倒一片！"

菌司令笑道："轮滑小子的风格有点意思！你露两手让我们看看！"

轮滑小子兴奋地摩拳擦掌："好嘞！"

只见轮滑小子快速地来回滑行，伴随着音乐疯狂舞动。"我的滑板鞋，摩擦摩擦，是魔鬼的步伐。"

轮滑小子自豪地说："大王，看我们家族第一招'十八罗汉阵'。只要 18 个病毒颗粒，就足够让一个人生病！只要一个大头针这么多的诺如病毒颗粒，就能放倒 1 000 人！"

"我们感染人类后，快则 12 小时，慢则 72 小时，就能让人类出现症状。'快'是我们家族的标签！"想起这几年苦练的招数，轮滑小子十分兴奋，它又补充道："人类中了我们的招数，通常呕吐、腹泻的症状就得持续

2～3天，而且传播速度快、范围广。我们战队就是速战速决，一个'快'字尽可将人类打得一败涂地。"说话之间，轮滑小子在大厅尽情展现它的轮滑技术。

3

诺如病毒的第二招——"三军齐发"。

轮滑小子解释道："人类的呕吐物和排泄物中都有大量的诺如病毒。举个例子，有个小朋友前一天在家里出现了呕吐、腹泻、发热的症状，第二天症状好转一些，就继续带病坚持上课。这个时候其实他还在持续向外排毒。我们的陆军部队可以污染各种食物、物体表面，小朋友通过手接触后吃到嘴里，很容易就传播和扩散了。"

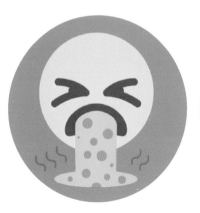

呕吐

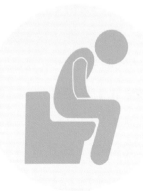

腹泻

轮滑小子继续说道："我们还有空军部队。小朋友的呕吐物表面会形成气溶胶，空军部队就可以通过气溶胶飘荡到人类的嘴巴里。这一招在学校百试不爽。一个小朋友呕吐在地上或开放式的垃圾桶里，近距离来关心或围观的其他小朋友，在呕吐物周边 1 米的小朋友，或是处在下风向位置的小朋友……统统都可能成为我们航空兵的目标。靠这一招，即使没有直接接触过受污染食物的学生，我们也可以让他快速出现呕吐为主的症状。这可是我们的绝招，轻易不告诉别人。

不像导致食物中毒的那些普通细菌，只能污染食品后让吃进去的人生病。我们这招是向呼吸道病毒学的，非常好用，瞬间撂倒一大片。"

轮滑小子自豪地说："人类只要用拖把和抹布清理呕吐物，我们就能黏附在清洁工具表面，之后清洁工具拖到哪里，我们就能污染到哪里。

"同时我们还有秘法可以污染水！人类将我们污染的水喝进肚子里也会生病。如果水源被污染的话，那就更有好戏看了！"

轮滑小子打开背景乐，露出一抹邪笑，道："得谢谢人类，让我们去了更多更远的地方！我们诸如病毒家族感染发病急，波及人数多，退去也快，有如行为艺术中的

'快闪'一般。简直完美！"

配合着轮滑小子的介绍，背后的屏幕同步显示不同学校诺如病毒暴发的情况。如果一群人同时出现呕吐、腹泻的情况，很容易让人怀疑是食物中毒，从而造成不小的恐慌。

说了那么多，轮滑小子以一个类似冰上芭蕾的快速旋转结束了演示。

万毒王观看了轮滑小子的一系列表演后，兴奋地笑道："太棒了！这次要弄出点大动静来，大军出发！"

轮滑小子受到肯定之后更激动了："遵命！我们诺如病毒的专属战队——吐吐战队，整装集合，出发！"

4

诺如病毒前方指挥部。轮滑小子正在指挥："吐吐战队听令，我们诺如病毒承载着病原城的使命，现在兵分四路：第一纵队，先遣队；第二纵队，陆军战队；第三纵队，海军战队；第四纵队，空军战队。大家听我指挥，开始进攻！"

【第一轮进攻】

"先遣队已经附着在几个小朋友手上啦！"

"等他们进了教室，东摸摸西碰碰，就到处是我们的部队了！"

"救命啊！是肥皂水！我们都被冲走啦！"

还没有正式进教室，在门口晨检的环节，吐吐战队的第一轮进攻就被肥皂水抵挡了。

【第二轮进攻】

"陆军战队在找机会！食物很多，很丰盛啊！"

"找小朋友喜欢吃的下手！"

"前方战报！陆军战队被煮熟啦！"

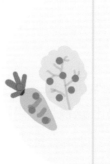

食物要高温煮熟

第二轮进攻被厨师们用高温抵挡了，所有进攻食物的部队全军覆没了。

【第三轮进攻】

"海军战队开始攻击他们的饮用水！"

"哼哼！这次把你们这帮小朋友全部搞定！"

"前方战报！海军战队全军覆没啦！"

很不幸，第三轮进攻被煮沸的热水和净水器给抵挡住了。

【第四轮进攻】

终于吐吐战队感染了一个小朋友，到了下午，她开始在教室里面呕吐。

"还得看我们空军战队的，搞定一个小朋友！她在教室里面吐啦！"

"终于开张啦！等着看好戏了！"

只见诺如病毒大部队一齐滑着滑轮，冲向附近桌椅的各个角落，地上的一摊呕吐物给了它们在空气中舞蹈的绝佳机会。

教室里，小 A 同学说："老师培训过了，这种情况大家要尽快疏散，到教室外面去，不要围着看，注意不要踩到呕吐物。"

小 B 同学说："我去叫卫生老师！"

正在病毒们幻想着感染更多学生时，一块白色的方巾从天而降，恐慌情绪迅速笼罩，病毒们异口同声大叫："完了！我们被天罗地网罩住了，这块布上有含氯消毒水的味道！是消毒方巾！完了，完了！我们要被团灭了！"原来这是人类研发的一次性呕吐物处置包，一旦出现了学生呕吐的情况，马上就能启用。

覆盖呕吐物专用的消毒方巾

卫生老师打开了窗户通风，随着呼呼的风声，轮滑小子大惊失色道："糟糕！风来了！我们幸存的空军战队也要被刮跑了！"

就这样，第四轮进攻被一次性呕吐物处置包抵挡了。

5

卫生老师下了几个指令，首先是清理战场，不留死角；然后将呕吐物清理，包扎丢弃。做好一级防护的后勤工作人员同时对呕吐物附近的桌椅进行了消毒，这意味着角落里的病毒也被消灭了。

教室里，老师对小朋友们的反应大加赞许，说："同学们做得很好，在诺如病毒流行期间，如果有同学出现呕吐情况，请及时报告老师进行处理，并立即疏散！如果呕吐在开放式的垃圾桶中，也要及时告诉老师，以免形成气溶胶感染！擦拭呕吐物的纸张等不要随便丢弃，用塑料袋扎紧再扔掉！"

听到这些，轮滑小子心中一凉，看起来进攻学校的计划要落空了，不过它还不死心，悻悻地说："哼！我们还会回来的！"

轮滑小子之所以这么有自信，自然有它的道理。因为人类还没有成熟的诺如病毒疫苗问世，而且诺如病毒还会出现变异，因此每年总能引起不小的波澜。

秋天的故事讲完了，让我们用一首小诗记住今天的内容吧。

诺 如 病 毒

带病坚持不提倡，洗手通风重预防。

在校呕吐莫慌张，覆盖消毒加开窗。

历史小课堂：诺如病毒

1929 年，J. 扎霍斯基（J. Zahorsky）医生首次描述了诺如病毒的症状；1968 年，美国诺瓦克镇发生首次诺如病毒疫情；1972 年，诺如病毒首次被分离。全球多个地方都曾出现诺如病毒暴发疫情。诺如病毒至今没有批准上市的疫苗。

病原小百科：诺如病毒

1. 与食物中毒不同，诺如病毒除了可以污染食物，还能够通过密切接触、呕吐物气溶胶间接污染等造成扩散，是一种很容易形成暴发的传染病。

2. 诺如病毒急性胃肠炎潜伏期短、发病快、康复也快，孩子的主要症状是呕吐为主，伴随腹泻，以水样或稀便为主。成人则以腹泻为主，呕吐相对较少。患者要隔离至症状消失后 72 小时。在抵抗力较弱的人群中容易出现脱水等并发症。

3. 防控诺如病毒急性胃肠炎的八字口诀：洗手、通风、覆盖、消毒。

4. 小朋友在家出现呕吐、腹泻症状后，要及时通知老师，及时就诊，并在家休息，不要带病坚持上课，否则容易引起交叉感染。

5. 小朋友在学校出现呕吐，一要及时疏散，二要及时报告老师，对呕吐物进行规范处理。

病原大作战：诺如病毒

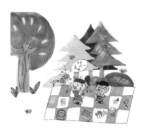

1. 诺如病毒通常会引起什么疾病
（　　）

　　A. 急性胃肠炎

　　B. 急性神经炎

　　C. 急性呼吸道感染

　　D. 皮疹

2. 关于诺如病毒的描述，以下哪项是不正确的 （ ）

　　A. 病毒变异速度快

　　B. 感染剂量低

　　C. 不容易灭活

　　D. 传播途径单一

3. 关于诺如病毒传播途径的描述，以下哪种说法是不正确的 （ ）

　　A. 感染过诺如病毒的患者可能会被再次感染

　　B. 诺如病毒只能通过污染食物传播

　　C. 诺如病毒在集体场所很容易传播

　　D. 感染诺如病毒的患者，在明显症状消失后也可能继续传播病毒

4. 以下哪种措施可以有效杀灭诺如病毒 （ ）

　　A. 冰冻　　　　　　　　B. 喷洒白醋

　　C. 高浓度的含氯消毒剂　　D. 酒精

5. 诺如病毒的潜伏期通常为多长时间 （ ）

　　A. 1～2 天　　　　　　B. 2～3 天

　　C. 3～4 天　　　　　　D. 5～7 天

6. 集体单位诺如病毒急性胃肠炎患者需要隔离至（　　）

    A. 症状消失后当天

    B. 症状消失后 72 小时

    C. 症状消失后 1 周

    D. 症状消失后 2 周

7. 哪段时间诺如病毒感染者不具有传染性　　　（　　）

    A. 有呕吐腹泻症状时

    B. 症状刚消失后 3 天

    C. 症状还没有出现前的一小段时间

    D. 刚刚被感染时

8. 儿童感染诺如病毒，以下哪一种症状更常见　（　　）

    A. 呕吐　　　　　　　　B. 皮疹

    C. 头晕头痛　　　　　　D. 腹泻

9. 诺如病毒感染者的排泄物，一般表现为以下哪种性状

                              （　　）

    A. 水样便或稀便　　　　B. 果酱便

    C. 蛋花样便　　　　　　D. 脓血便

10. 哪些人群感染诺如病毒后可能出现相对严重的病情
（　　）

　　A. 任何年龄段人群

　　B. 成年人和大龄儿童

　　C. 儿童、老年人以及免疫力低下人群

　　D. 中青年人群

11. 关于不同人群感染诺如病毒后的表现，以下哪种说法
正确　　　　　　　　　　　　　　　　　（　　）

　　A. 成人感染以腹泻为主，儿童感染以呕吐为主

　　B. 不同人群感染诺如病毒后表现基本一致

　　C. 多数人群会出现恶心、呕吐、黄绿色黏液便

　　D. 以上都对

12. 以下哪种物体中可能存在诺如病毒　　　（　　）

　　A. 患者的粪便　　　　　　B. 患者呕吐物

　　C. 患者的玩具表面　　　　D. 以上都是

13. 以下哪种行为可能会感染诺如病毒　　　（　　）

　　A. 照顾病人，与病人同餐或使用相同餐具

　　B. 饮用自来水或生食各类蔬果等

C. 生食牡蛎、蛏子、花蛤等海产品

D. 以上均有可能

14. 用哪种方法处理诺如病毒感染者的呕吐物或排泄物很
    容易造成病毒扩散 （　　）

    A. 用湿拖把拖

    B. 用漂白粉覆盖

    C. 用消毒湿巾覆盖

    D. 用餐巾纸覆盖后丢弃至有盖垃圾桶

15. 沾染诺如病毒感染者呕吐物或排泄物的地面、衣物等
    应做何处理 （　　）

    A. 用酒精浸泡或者擦拭

    B. 用高浓度含氯消毒剂

    C. 用液氮迅速冷冻处理

    D. 以上均可

16. 关于诺如病毒感染者的预后情况，以下哪种说法是正
    确的 （　　）

    A. 诺如病毒属于自限性疾病，预后一般较好

    B. 通常会有严重后遗症

C. 感染诺如病毒后期可能会并发神经系统疾病

D. 以上都对

17. 诺如病毒感染全年可发，最为高发季节为 （ ）

　　A. 春季　　　　B. 夏季　　　　C. 秋季　　　　D. 冬季

18. 感染诺如病毒后可用哪种方法治疗 （ ）

　　A. 硫酸庆大霉素颗粒

　　B. 小檗碱（黄连素）

　　C. 蒙脱石散

　　D. 属于自限性疾病，无特效药，主要是补液防止脱水

19. 关于诺如病毒感染者的治疗方法，以下哪种说法是错误的 （ ）

　　A. 一般情况下，感染诺如病毒后若无继发其他疾病，不需要特殊治疗也可以痊愈

　　B. 一般情况下，感染诺如病毒后应立即服用抗生素类药物以免继发感染

　　C. 诺如病毒感染者要注意及时补水

　　D. 诺如病毒感染者要注意及时补充各类电解质

20. 关于诺如病毒的预防措施，以下哪种行为是不合理的

（　　）

A. 饭前便后勤洗手，注意饮水卫生，科学处置呕吐物

B. 定期开窗通风和消毒

C. 所有食物彻底煮熟后再食用

D. 接种疫苗，获得长久免疫力

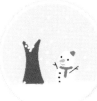

冬之篇：流行性感冒

诗词鉴赏：梅花

北宋　王安石

墙角数枝梅，凌寒独自开。
遥知不是雪，为有暗香来。

病原城里故事多：变变怪与人类的持久战

1

大屏幕上不停播报着病原体大军进攻受挫的消息，病原城内传来一声声叹息。

万毒王不甘心地说道："菌司令，人类把我们的打法都摸透了，再这样下去我们就无兵可用了。是时候派一支王牌部队出战了，想想老牌病原战队的丰功伟绩吧！决不能

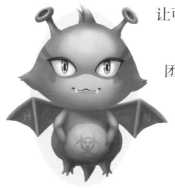

流感病毒

让可恶的人类以为我们是软柿子！"

菌司令回复万毒王："流感兵团已经摩拳擦掌了，大王您一声令下，它们的痛痛战队就立刻启动攻击！"

万毒王部署道："让普通感冒病毒战队作为排头兵，先去做试探性进攻。让肺炎链球菌战队待命。一旦流感主力兵团冲破人类呼吸道的防线，让细菌们也乘虚而入。"

菌司令严阵以待："是！流感兵团！出发！"

2

此时，一群流感病毒闪亮登场。

提到流感病毒，人们就想起它的变异能力，有如人类的川剧变脸一般神奇，因此它得了一个外号"变变怪"。

"变变怪"们组成了痛痛战队，迅速飞出病原城。这是支机动能力超强的空军，和此前的部队相比，机动性全面升级。它们可是引起全球大流行的超级部队。

和普通感冒不同，感染流感病毒后头痛、肌肉痛等症状更明显，因此，它们的部队叫作痛痛战队。

痛痛战队配备了病原城先进的人类防御力检测仪。流感病毒首领邪魅一笑，道："人类的老人、小孩、慢性病患者、孕妇抵抗力比较弱，容易进攻，我们优先攻击他们！痛痛战队注意：防御力检测仪上显示低于60及格线的，作为优先攻击的目标！"

一名二年级的小朋友小赵就被当成了主要攻击目标，痛痛战队里一群病毒飞向他的呼吸道。仅仅过了一天，咳嗽声响起，还伴随高热与咽喉痛、肌肉痛的症状。

昏昏沉沉的小赵不停咳嗽，更多的病毒附着于飞沫飞出。妈妈带小赵去医院就诊，验血一看，血常规显示白细胞计数有点降低，淋巴细胞比例有所升高，这提示小赵被病毒感染了。

流感的快速诊断结果显示是甲型流感阳性。这个结果提示小赵可能被甲型流感病毒感染了。至于是哪一种，H1N1、H3N2，还是其他亚型，就需要把咽拭子标本送到疾控中心去做病毒鉴定。

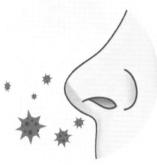

流感病毒通过飞沫传播

流感病毒发现小赵用手捂住口咳嗽，大喜道："中国式咳嗽，太好了！小朋友的手上沾满了病毒，如果和其他人密切接触或是触摸公共物品，我们痛痛战队就可以实现间接污染传播！大家冲啊！"

流感病毒的入侵果然卓有成效，小赵同班的很多小朋友也陆续出现了类似症状。一时间许多人感染了流感，当地的儿科诊室出现爆满的现象。

与普通感冒患者相比，流感患者更多出现高热、浑身肌肉酸痛、头痛、乏力等症状，而普通感冒主要集中在上呼吸道，症状主要有流鼻涕、打喷嚏、鼻塞等。

流感病毒首领哈哈大笑起来："哈哈，这么多人都感染了！看我放个绝招——流感病毒之暴击！"

流感病毒暴击的主要攻击器官和引起手足口病的肠道

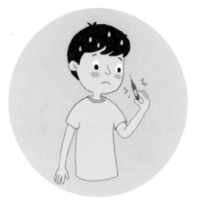

高热

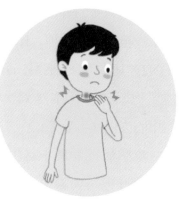

咽喉痛

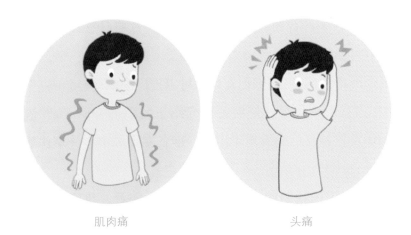

肌肉痛　　　　　　　　　　头痛

病毒很类似。只见流感病毒击中一部分人的心脏、肺脏、脑部，造成许多并发症。流感病毒首领骄傲地吹嘘道："被暴击击中的孩子可能会出现肺炎、心肌炎、脑炎等严重症状。哈哈，人类该知道我的厉害了吧！"

3

万毒王听说了流感病毒的战果，十分高兴，道："干得好！整个病原城都要为你们流感病毒家族庆功！"

身负监视任务的毒小兵没有被胜利冲昏头脑："报告，我们发现人类设立了很多流感病毒观察哨点！"

菌司令感到困惑，问："人类准备监视流感病毒的一举一动吗？"

　　流感病毒首领轻蔑地冷哼一声："这有什么用？哼！我们可不怕！"

　　万毒王问道："你们有什么可以推广的应变经验吗？"

　　"看来，我得好好向各位介绍下我们的部队了。"流感病毒首领自信满满地走出来，准备在指挥中心分享作战心得。

　　"先说说我们的主战部队。大王，您看。我属于甲型流感病毒部落，看看我的翅膀，上面一边写着'H'，一边写着'N'。'H'代表血凝素，'N'代表神经氨酸酶。目前我们有18种H，11种N，理论上它们可以随机组合，就有198种。当然，哪天又有新的编号也有可能。另外，乙型流感病毒部落有两大派，一个叫维多利亚（Victoria），一个叫山形（Yamagata）。丙型、丁型都是比较小的部落，我就不多说了。我们人丁兴旺，自然战斗力强大。

　　"再说说我们的魔法技能。一是'抗原漂移'，就相当于我们做了个微整形手术；还有个大招，叫'抗原转变'，这相当于大的整容手术了。在下一次感染的时候，我们就好像变成了一种新病毒，而人类体内的抗体只能识别旧的病毒，这样的话，我们又可以在人类中引起大流行。"

　　"胃肠型感冒也是你们的杰作吗？"刚在秋天调用过诺如病毒部队的万毒王，想起人类上吐下泻的样子，不禁问道。

"这主要是诺如病毒等肠道病毒引起的，胃肠道、气溶胶、水污染等它们都可以，我们流感病毒的作战套路不像它们那么多。我们专注进攻人类的呼吸道，就靠人类咳嗽的飞沫传播。一力降十会，只要这么一招，全部搞定。"流感病毒首领回答道。

"就这么简单吗？"菌司令也有点惊讶。王牌部队用一招就能够引发全球大流行，简直不可思议。

"天下武功，唯快不破。一个喷嚏和几声咳嗽，我们就可以从一名患者身上飞到其他人的鼻子、咽喉里去了。你别小看这个喷嚏，剧烈的喷嚏时速可达 160 千米 / 小时，在人类高速公路上这个速度都要吃罚单了！"流感病毒首领看出菌司令有点怀疑，解释道。

"话说，为什么你们要让人类咳嗽和打喷嚏呢？这些招数和普通感冒家族很像啊。有什么不同吗？"毒小兵也加入讨论中来。

"首先，它们是一群病毒、细菌等组成的，有点杂牌军的感觉，我们流感病毒家族是纯粹的家族，血统纯良，战斗力彪悍。

"普通感冒家族也就在上呼吸道混混，而我们主攻人类呼吸道，上下呼吸道通吃。人类的呼吸道有好几道防御机制，纤毛、黏液、巨噬细胞，我们杀进去也是九死一生。通过这些考验，才能到达我们想去的目的地——呼吸道上皮细胞。一旦进入细胞，我们就可以开始疯狂复制了。我们是 RNA 病毒，基因组由 8 个短的单链 RNA 构成，进入细胞后，这些 RNA 片段可以进入细胞核开始复制。短则半天，最长 7 天，我们的队伍就能够形成战斗力，让人类开始出现各种症状了。

"我们进入人体后，呼吸道的一部分细胞会被杀死，引起炎症，这样人类的免疫系统会收到警报，激活免疫系统来应对，比如咳嗽就是因此产生的，其实这是人类为了清除呼吸道入侵者而做出的保护反应。而在鼻子里，免疫系统则释放组胺来刺激产生喷嚏反应，和花粉过敏差不多。

"人类一咳嗽，一喷嚏，飞沫中就带有大量的病毒，我们就这样快速传播起来。和我们的机动性相比，普通感冒家族实在太弱了，简直微不足道。"流感病毒首领详细解答了这个问题。

"看来病毒也需要把一项技能练到极致，才能百战不殆！"万毒王对流感病毒家族非常认可。

4

这时，病原城的观测屏幕上显示人类开始接种流感疫苗了。

菌司令隐隐感到不安："疫苗打到人体后，会产生针对性的防御队伍，对于流感病毒大军来说，又是一场恶战。"

情报显示：人类社会建议流感高危人群每年接种一次流感疫苗。通过这个方法，中招的人数有所下降。在一些疫苗和流行的病毒匹配的年份，保护率可以达到70%左右。有时候，疫苗和流行的病毒不匹配，保护率就只有20%左右。这就像打靶一样，其他的疫苗，像麻疹疫苗，几乎可以每枪保证在9环以上；而流感疫苗就不行，能保持在7环左右就算不错的战绩，偶尔还可能发挥失常，打出两三环的成绩。

由于需要在每年10月左右接种一次流感疫苗（其中6月龄到3岁儿童首次接种应为2剂次，2针之间隔2～4周，但前一年接种过2剂或以上流感疫苗的儿童，只要接种1剂；3岁以上儿童和成人，每年只要接种1剂），接种程序又比较繁琐，而且一些年份保护效果不佳，人类都觉得流感病毒变异快，接种了也没有用。正是由于这个原因，人群中的接种率很低。

看来毕竟是病原城的王牌部队，即使人类使用了撒手锏——疫苗，也只能达到勉强抵抗的保护效果。不过，接种流感疫苗已经是预防流感最有效和最有针对性的方法。如果没有流感疫苗，流感病毒大军将更加猖狂。

5

在发热门诊，医生给小赵开了一种抗流感病毒药。小赵吃完药后，体内的流感病毒大军节节败退，像是被打落了翅膀，再也无法在空中飞翔。

原来，人类研发出抗神经氨酸酶药物（奥司他韦、扎那米韦、帕那米韦等）来抵抗和消灭流感大军。这种药物专门针对流感病毒的主要作战武器——神经氨酸酶，一旦这个部位受损，流感病毒的攻击力就无法实现了。如果你仔细看看流感病毒的翅膀，会发现，它的左侧翅膀（标记着 N）已经严重受损，这就是抗神经氨酸酶药物起到的作用。

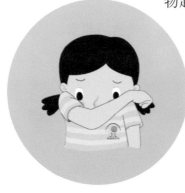

咳嗽、喷嚏时用肘部遮挡

除了疫苗、抗病毒药物，人类还进行了流感防治健康行为的宣教，比如勤洗手、多通风、戴口罩、用肘部遮挡咳嗽、喷嚏等，还有加强晨检、落实病例居家隔离，一旦班级内出现流行，关

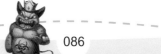

班或设立隔离班级，降低交叉感染风险等。

流感病毒看到了人类的应对措施后，依旧深信自己战队的实力："哼，管他们有多少道防线，痛痛战队，冲！"

流感战队和防御部队纠缠在一起，形成了激烈而持续的团战，一时间难分胜负。

但是，人类中的疫苗接种率毕竟太低，流感病毒大军在传染病战绩榜上的战利品人数继续攀升。

年复一年，流感病毒仍在肆意妄行。

6

随着气温进一步下降，凛冬将至，天空开始下雪。

一对父女正在赏雪。

小蕊问："爸爸，下雪能够杀死流感病毒吗？"

她的爸爸笑了笑，回答道："病毒可不怕冷哦。"

不远处，听到这段对话的流感病毒慢慢睁开眼睛，露出微笑，它的身体悄悄在发生变化。变异在不断发生，一种新的流感病毒正在酝酿之中……

欲知后事如何，请看明年分晓。

冬天的故事讲完了，让我们用一首小诗记住今天的内容吧。

流 行 性 感 冒

发热咳嗽肌肉痛，老弱病幼更严重。

每年秋冬打疫苗，预防流感最有用。

历史小课堂：流行性感冒

流行性感冒（influenza）一词起源于 15 世纪的意大利，1580 年，人类首次清晰描述了一起流感的大流行；1918 年全球流感大暴发是有史以来最大规模的传染病暴发事件，死伤人数远远超过世界大战；1933 年，甲型流感病毒首次被分离；1936 年，乙型流感病毒首次分离成功；2009 年，全球再次发生甲型 H1N1 流感大流行。

目前，我国使用的流感疫苗为三价和四价疫苗，可以同时抵御 3 种和 4 种流感病毒的侵袭。

病原小百科：流行性感冒

1. 流行性感冒是由流感病毒引起的一种季节性传染病，可同时感染人类和禽类、猪等动物。甲型流感病毒变异力、传播力明显强于乙型流感病毒，是引起大流行的主要病毒。

2. 流行性感冒有发热、咳嗽、头痛、咽喉痛、浑身酸痛等常见症状。老人、小孩、慢性病患者、孕妇等人群感染流感后，容易引起并发症，这些人属于流感的高危人群。

3. 流感病毒非常容易发生变异。目前高危人群每年接种一次流感疫苗是预防流感最有效的方法。

4. 勤洗手、多通风、戴口罩、打喷嚏时做好遮掩等健康行为有助于缓解流感的流行。

5. 早期使用神经氨酸酶抑制剂等抗流感病毒药物对流感治疗有效，须根据医嘱服药。

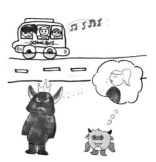

病原大作战：流行性感冒

1. 关于流感病毒的描述，以下哪一项是不正确的　　　（　　）

　　A. 变异快，每隔 2～3 年即可出现引起暴发疫情的新变异株

　　B. 传播快，可在三个月内造成全球疫情暴发

　　C. 传染性强，人和动物均可感染

D. 耐热能力强，可在 60℃中存活数小时

2. 关于流感病毒的描述，以下哪一项是不正确的（　　　）

A. 毒株（种类）多

B. 变异快，病后不会产生免疫力

C. 病毒变异后易引起流行

D. 对于有慢性心肺疾病的患者，可能会引起严重并发症

3. 关于流感病毒的潜伏期，以下哪一项是不正确的
（　　　）

A. 病毒潜伏期多为 1～4 天

B. 病毒最短潜伏期仅为数小时

C. 病毒最长潜伏期为 7 天

D. 病毒在潜伏期中传染性最强

4. 关于流感病毒的描述，以下哪一项是不正确的（　　　）

A. 甲型流感病毒除感染人类以外，还可以感染禽、
猪、马等动物

B. 乙型流感病毒是引起流感大流行的主要类型

C. 甲型流感病毒是引起流感大流行的主要类型

D. 甲型流感病毒的亚型大大超过乙型流感病毒

5. 以下哪种措施无法杀灭流感病毒　　　　（　　）

　　A. 100℃开水中浸泡 1 分钟

　　B. 60℃水中浸泡 30 分钟

　　C. 常用消毒剂（如 84 消毒液）

　　D. 在−70℃环境中冰冻数小时

6. 以下关于流感患者和普通感冒患者的症状描述，哪一项不正确　　　　　　　　　　　　　　（　　）

　　A. 一般情况下，流感患者会伴有明显的全身不适感，如四肢酸痛、乏力

　　B. 一般情况下，普通感冒患者鼻塞症状比较明显

　　C. 流感患者通常会有发热甚至高热、寒战等症状

　　D. 普通感冒患者全身症状也很普遍，但发生率略低于流行性感冒患者

7. 下列选项中，一般情况下不能传播流感病毒的是　　　　　　　　　　　　　　　　　　　（　　）

　　A. 流感患者

　　B. 流感隐性感染者

　　C. 病媒生物（如苍蝇、蚊子）

　　D. 被流感病毒感染的动物（如禽类等）

8. 一般情况下，流感病毒的主要传播途径是 （ ）

　　A. 通过呼吸道飞沫传播

　　B. 母婴传播

　　C. 输血

　　D. 粪口传播

9. 世界史上流行性感冒暴发致死人数超过 2 000 万人的是 （ ）

　　A. 1918 年西班牙流感

　　B. 1977 年俄罗斯流感

　　C. 2003 年禽流感

　　D. 2009 年甲型 H1N1 流感

10. 感染流感病毒后，患者的血常规检查通常会出现什么结果 （ ）

　　A. 白细胞计数下降或不变

　　B. 白细胞计数上升或不变

　　C. 红细胞计数下降或不变

　　D. 红细胞计数上升或不变

11. 甲型流感的 H（血凝素）和 N（神经氨酸酶）的组合

（2019年）理论上有多少种 　　　　　　　　　（　　）

A. H18种N11种，一共198种

B. H10种N10种，一共100种

C. H20种N10种，一共200种

D. H16种N11种，一共176种

12. 关于流感病毒引起的各种症状，以下哪一项说法是正确的 　　　　　　　　　　　　　　　　　　　　（　　）

A. 流感病毒可能引起流感病毒肺炎

B. 流感患者症状包括发热、咽痛、咳嗽、浑身酸痛、乏力等

C. 老年人、儿童等体弱人群中更可能出现肺炎、脑炎等并发症

D. 以上都对

13. 关于流感患者的发热症状描述，以下哪一项是正确的 　　　　　　　　　　　　　　　　　　　　　（　　）

A. 一般情况，没并发症的流感患者体温通常在发病后2～4天内恢复正常

B. 发热消退后全身症状都有所减轻

C. 体温正常后，其他症状如鼻塞仍旧会持续数天

D. 以上都对

14. 关于流感病毒的预防手段，目前来说以下哪个最为有效 （　　）

    A. 疫苗预防　　　　　　　B. 药物预防

    C. 空气消毒　　　　　　　D. 提高免疫力

15. 关于接种流感疫苗的作用，以下哪一项描述是错误的 （　　）

    A. 可预防所有流感病毒

    B. 可以预防部分流感病毒毒株（种类）

    C. 可以降低人群的流感发病率

    D. 可以降低人群的并发症发病率

16. 关于流感疫苗的接种，以下哪一项说法是正确的 （　　）

    A. 是目前最有效的预防流感的措施

    B. 每年需要接种一次

    C. 高危人群优先推荐接种

    D. 以上均正确

17. 关于流感疫苗的接种，以下哪一项说法是错误的

　　　　　　　　　　　　　　　　　　（　　）

A. 从未接种过流感疫苗或前一年仅接种 1 剂的 6 月龄至 3 岁的儿童应接种 2 剂，间隔 4 周；以后每年在流感高发季节前接种 1 剂

B. 一般人群每年接种 2 剂

C. 接种途径为肌肉或深度皮下注射，建议婴幼儿选择大腿外侧肌肉注射

D. 我国大多数地区在每年 10 月前开始接种

18. 关于流感的治疗措施，以下哪一项描述是正确的

　　　　　　　　　　　　　　　　　　（　　）

A. 服用抗生素可以有效治疗流感

B. 服用抗生素可以明显减轻患者症状

C. 越早服用抗生素越好

D. 如果没有继发细菌感染，不建议服用抗生素

19. 关于流感的药物治疗（奥司他韦、扎那米韦和帕拉米韦等），以下哪一项描述是不正确的　　（　　）

A. 现阶段均可以用于流感患者的治疗

B. 首次出现症状 48 小时以内使用效果最好

C. 可以常规用于流行季节的疾病预防

D. 必须在医生的指导下使用

20. 患流感时喷嚏、咳嗽是常见症状，在没有餐巾纸、手帕的情况下，不建议用双手捂住，而是建议打喷嚏用手肘部弯曲挡住的原因是 （　　）

A. 病毒污染双手，双手接触公共物体后可能造成交叉感染

B. 手肘部即使沾上病毒，他人直接接触的概率也相对较低

C. 手部与他人接触较多，容易形成交叉感染

D. 以上说法均正确

第三章

四面楚歌

　　伴随着鸟语花香，莺歌燕舞，小朋友们开学了。悠扬的歌声传到了病原城指挥中心内。

　　万毒王愤怒地从指挥台上跳起，不耐烦地说："好刺耳的歌声，人类是不是因为连赢数战在庆功？太嚣张了，完全不把我们放在眼里，我不想再听到这种声音！"

　　毒小兵赶紧过来安慰道："大王，我有办法，只要我们让他们喉咙痛，或是咳嗽起来，他们就唱不了歌了！"

　　万毒王一阵狂喜："好！人类最近欺人太甚，我倒要看看到底谁是最后的胜利者！"

没落贵族：猩红热

病原城里故事多：小草莓王者变青铜

1

如果只是要让人类喉咙痛，那病原城有的是候选者，除了上文中提到过的流感家族，还未出场的百日咳、结核杆菌家族，都是一把好手。可是到底派谁先出马呢？

菌司令说道："让人类喉咙痛，那必须得让链球菌家族出手啊！它们可是能够造成小朋友们喉咙痛的能手！

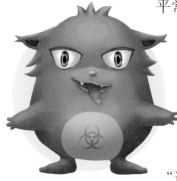

A 组乙型溶血性链球菌

平常就潜伏在人体的鼻子和咽喉，可以随时伺机进攻，保准出奇制胜。先派它们去！"

万毒王答应了："好！先让链球菌给人类点颜色看看。"

毒小兵开始传达号令："遵命！大王说的是 A 组乙型溶血性链球菌部队吗？它们家族的这个学名太拗口了，我们平常就叫它们的外号'小草莓'！我来通知它们发动攻击！"

2

在一个老烟民的咽喉里，蛰伏许久的小草莓们收到指挥中心的进攻号令。这个人是链球菌的携带者，一直有慢性咽喉炎，小草莓们就住在这儿，日常也算相安无事。这里就像是个基地，一旦收到攻击信号，可以随时发动攻击。

一个咳嗽，或是一个喷嚏，高速飞行的飞沫就可以让小草莓大军从一个人的咽喉飞到另一个人的咽喉。虽然可以实施无差别攻击，但它们还是更喜欢进攻中小学或幼儿园里 5～15 岁的小朋友，因为那里人又多又密，随随便便都能找到下手的机会。

小草莓甲（这支链球菌部队的领头人）兴奋地回复指挥中心："链球菌家族收到！看我们的链式攻击发射！"链球菌们连成一串，做好攻击准备。

老烟民一个咳嗽，一片飞沫悬浮在空气中，正好有人路过打了个哈欠，潜伏在飞沫上的链球菌部队趁机随着飞沫钻入了他的咽喉，这块广袤崎岖的领地是它们垂涎已久的目的地。

中招的是一名四年级的男生，他叫小明。快则1天，慢则12天，一般2～5天的潜伏期后，中招的小朋友就会开始出现各种症状。

3

此时，在小明的咽喉部位，小草莓甲正进行战略部署："耶！等了这么久，安全着陆！接下来要看我们大显神威了！"

从未参加过作战的小草莓乙说道："接下来我们要干什么呢？"

小草莓甲严肃道："我们是细菌，要先找个地方安营扎寨。快，去把那个白色帐篷扎起来，我们就在这里住下了。"

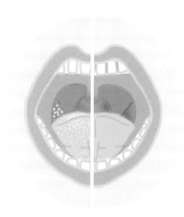

细菌性咽喉炎（左）和病毒性咽喉炎（右）

小草莓乙疑惑道："然后呢？"

小草莓甲激动地说："你怎么什么都不知道！让我来告诉你，我们是链球菌家族的王牌部队！看我教你三连击！"

所谓的三连击就是发热、喉咙痛、出皮疹，有点"三板斧"的意思。

第一招是发热。猩红热的发热症状先于皮疹出现，热度可以很高。

皮疹和发热的特点可以帮助区分不同病原体引发的症状。有一句医学谚语叫作"水仙花莫悲伤"，代表了六种小儿发热出疹性疾病，根据发热天数与皮疹出现的关系来分，这六种病分别是水痘、猩红热、天花、麻疹、斑疹伤寒、伤寒。

在小草莓们一番进攻之下，小明的咽部及扁桃体开始出现明显的充血水肿，扁桃体上出现点状或片状的白色斑块，这是细菌们安营扎寨的地方。他的舌头也出现了特征性的变化，一开始舌头被白苔覆盖，红肿的舌乳头突出于白苔之外，这是白草莓舌。随着白苔脱落，红肿的舌乳头突起，这是红草莓舌。

这就是链球菌"小草莓"
外号的由来。当然，不是
所有的草莓舌都是猩红热，
像川崎病也有类似的表现，
这种疾病在儿童中也很常见，
但病因还不明确。

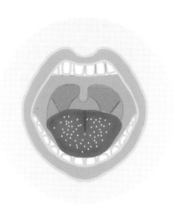

草莓舌

第二招是喉咙痛。同
时，脖子周围的淋巴结也出现了肿大，按压之后还会有痛
的感觉。

三连击的最后一招就是皮疹了。按照规律，小明的皮
疹在发热第 2 天如期而至，他身上出现了许多均匀、密集
的猩红色皮疹，像鸡皮疙瘩，摸起来像粗糙的砂纸。小明

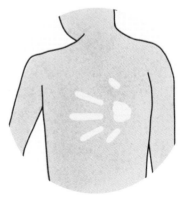

按压身上的皮疹会出现"血手印"

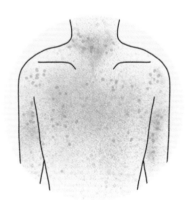

均匀、密集的猩红色皮疹

用手压了压身上的皮疹，等他手一拿开，身上出现了一个"血手印"，过一会这个手印就消退了。

"看起来还蛮好玩的。"小草莓们在偷笑。

猩红色的皮疹，加上发热，这就是猩红热的大名由来。

4

一个小草莓问道："我们的战斗就这样结束了吗？"

小草莓甲身经百战，自豪地说："各位！我们家族压箱底的招数你们可别忘记了！曾几何时，那可是让人类闻风丧胆的绝招——链球菌之暴击！"

所谓暴击，和手足口病、流感一样，就是攻击人类的重要器官，产生严重的并发症。肠道病毒部队主要进攻肺部和脑部，链球菌大军主要进攻肾脏、心脏、关节等，一旦得手，可能引起肾小球肾炎、风湿性心脏病、关节炎等。这些都是很严重的健康问题。

说到这里，小草莓甲又忍不住向手下讲述家族的光辉历史：猩红热，传统中医中也叫"烂喉痧"。烂喉，说的就是咽喉炎；痧，就是皮疹的意思……，这是一个历史悠久、曾经令人心惊胆跳的传染病。

"为什么感觉我们家族很不受重视呢？每年的战绩排行榜上，我们的名次都很靠后啊！"一个小草莓怯怯地问道。

"先别提这个！"小草莓甲迫不及待向指挥中心通报战果："报告万毒王！我们大军成功让小朋友喉咙痛，他唱不了歌了啦！"

万毒王很开心，回复道："很好，我命令你们高歌猛进，传染更多人类！"

小草莓甲得意扬扬地说："您放心，一个咳嗽，我们的部队就能大显神威啦！"

5

小草莓的如意算盘打得很响：只要小明一咳嗽，小草莓部队就能去攻击更多的人。

可惜，在小明出现发热和喉咙痛的当天，学校老师就通知家长把他接回家隔离治疗了。

一直找不到第二个人来感染，小草莓甲有点闷闷不乐。

此时突然出现了一支部队，打着"青"字旗号，它们格外勇猛地呼喊着"杀灭细菌"的口号，径直朝着链球菌大军冲了过来。

"糟糕！是青霉素！"

这一役战况激烈，攻防部署严密，你来我往，直杀得天昏地暗。

大战持续，时不时传出链球菌们的大喊，"啊，救命啊！""我们的帐篷也被它们拆掉啦！""顶住，给我顶住！"

如果青霉素大军不足量的话，也拿不下这场战斗。差不多过了 7 天，经过激烈的大战，链球菌一个接一个从战团中被踢飞；小明的体温逐渐降低，慢慢恢复正常。咽喉部白色的斑块逐步消失，咽喉又干净了；皮疹也开始褪掉了，他身上的皮肤就像米糠一样脱落，手上出现脱皮，指尖上的皮肤就像手指套一样褪掉。

足量抗生素治疗结束 24 小时后，皮疹褪去的同时体温恢复正常，此时患者不再具有传染性，就可以解除隔离了。

6

当然，链球菌们可没有被斩草除根，落跑的小草莓甲恨恨地说："又是抗生素，这是我们不共戴天的敌人！"

但是没有办法，本来是王者段位的 A 组乙型溶血性链球菌，硬是被青霉素大军打成了青铜，这些年有了青霉素等抗生素大军的守护，人类猩红热的发病率大幅下降，尤其是病死率急剧下降，几乎很少有人会因此丧命了，一代贵族就此没落。

但是，它们并没有就此退出舞台，链球菌战败后开始新一轮的蛰伏，继续寻找机会。"我们还会回来的！"的叫嚣声久久飘散在空中。

得了猩红热，如果患者没有及时接受针对性抗生素治疗，或是提早停药，都可能带来严重后果。就和手足口病一样，它们都是会暴击的一类病原体。

更重要的是，如果它们进化出更强悍的对抗生素的耐药性，下次胜利的或许就是它们了！让我们拭目以待吧！

没落贵族的故事告一段落，让我们用一首小诗记住今天的内容吧。

猩 红 热

发热咽痛皮疹出，咽喉白斑草莓舌。

全程足量抗生素，猩红热来莫再怵。

历史小课堂：猩红热

公元前 429 年，雅典记载了一起猩红热流行的疫情；17 世纪，英国医生托马斯·西德纳姆（Thomas Sydenham）将猩红热与麻疹区分开来；随着青霉素等抗生素的成功研制和投入使用，"一代王者"猩红热的发病率和病死率已经显著下降，成为一种普通的传染病。但目前为止仍没有成熟的猩红热疫苗上市。

病原小百科：猩红热

1. 猩红热是由 A 组乙型溶血性链球菌感染引起的呼吸道传染病，是我国法定的乙类传染病。链球菌中所含的红疹毒素是出现皮疹等症状的原因。

2. 猩红热常见症状包括发热、咽喉痛、草莓舌、全身或局部皮疹，康复后可能出现全身脱皮，手指、脚指头出现指套样脱皮等。护理时以清淡饮食为主，用温水洗澡，出现大片脱皮时可以用剪刀剪去，注意继发感染。

3. 猩红热易感人群为儿童青少年，一般潜伏期为 1～12 天，平均 2～5 天，潜伏期可能出现浑身乏力等表现。严重的猩红热得不到及时治疗，可能引起化脓性扁桃体炎、风湿热或急性肾小球肾炎等并发症。

4. 猩红热主要通过呼吸道飞沫（比如近距离说话、咳嗽、打喷嚏）传播，接触被污染的物品等也可能引起发病。

5. 随着抗生素的广泛使用，猩红热的威胁已经大不如前。使用青霉素等抗生素进行全程治疗，可以有效治疗猩红热，患者应严格按照医嘱进行治疗，并按要求做好隔离。

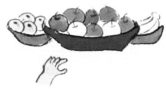

病原大作战：猩红热

1. 猩红热是由哪种病原体引起的疾病　　（　　）

　　A. 病毒　　　B. 细菌　　　C. 寄生虫　　　D. 衣原体

2. 猩红热和下列哪一种疾病可能是由同一种病原体引起的　　　　　　　　　　　　　　　　（　　）

　　A. 手足口病　　　　　　B. 水痘

　　C. 化脓性扁桃体炎　　　D. 麻疹

3. 下列哪一项描述不是猩红热的常见体征　　（　　）

　　A. 草莓舌　　　　　　　B. 全身猩红色皮疹

　　C. 指套样脱皮　　　　　D. 水疱疹

4. 下列哪一项描述不是典型猩红热皮疹的特点　（　　）

　　A. 水疱

　　B. 磨砂触感

　　C. 压之褪去，去压复现，像血手印

D. 疹间皮肤发红

5. 猩红热的特征性皮疹是由什么因素引起的 （ ）

    A. 皮疹是由入侵身体的病原体直接导致的

    B. 皮疹是由病原体中的红疹毒素导致的

    C. 皮疹是由于药物的不良反应导致的

    D. 皮疹是由人体自身的免疫反应导致的

6. 下列哪一类人群是猩红热的可能传染源 （ ）

    A. 猩红热患者

    B. 化脓性扁桃体炎患者

    C. 携带病菌的无症状健康人群

    D. 以上都是

7. 猩红热的主要传播途径是什么 （ ）

    A. 母婴传播

    B. 空气飞沫或接触传播

    C. 血液传播

    D. 蚊虫叮咬

8. 猩红热患者中最常见的是哪一类人群 （ ）

A. 老年人   B. 成年人

C. 学龄阶段儿童   D. 1 岁内新生儿

9. 轻型猩红热的症状组合是   (   )

　　A. 发热 + 咽痛 + 皮疹

　　B. 发热 + 腹泻 + 皮疹

　　C. 发热 + 腹痛 + 皮疹

　　D. 发热 + 头痛 + 皮疹

10. 下列哪一类药物可以被用来治疗猩红热   (   )

　　A. 镇静剂   B. 退热药

　　C. 镇痛药   D. 青霉素类等抗生素

11. 关于猩红热的治疗，以下哪一种理解是不正确的

　　 (   )

　　A. 轻型猩红热患者即使症状不典型也需要隔离和
　　　　治疗

　　B. 过早停药可能导致严重并发症

　　C. 为避免滥用抗生素，孩子退热后即可停药

　　D. 抗生素治疗后皮屑没有传染性

12. 关于猩红热的并发症，以下哪一项描述是错误的
（　　）

    A. 全程足量服用抗生素，猩红热的并发症绝大多数
是可以避免的

    B. 猩红热的并发症多发生于肺部和脑部

    C. 过早停药是引发猩红热并发症的危险因素之一

    D. 就医不及时是引发猩红热并发症的危险因素之一

13. 以下哪一种症状提示患者可能出现了猩红热并发症
（　　）

    A. 关节肿痛（关节问题）

    B. 心慌气短（心脏问题）

    C. 腰痛浮肿（肾脏问题）

    D. 以上都是

14. 关于猩红热患者的隔离时间，下列哪一项是正确的
（　　）

    A. 自行退热后 24 小时

    B. 皮疹消失后 24 小时

    C. 完全脱屑后 24 小时

    D. 足量抗生素治疗后 24 小时且体温正常

15. 以下哪一项不是猩红热的常规控制措施 （   ）

　　A. 接触者预防性服用抗生素

　　B. 室内勤开窗通风

　　C. 患者足量全程使用抗生素

　　D. 加强个人手卫生

16. 猩红热患者的皮肤清洁应选用 （   ）

　　A. 酒精　　　B. 温水　　　C. 冷水　　　D. 热水

17. 猩红热患者脱皮时，下列哪种做法是正确的 （   ）

　　A. 修剪指甲会导致二次感染

　　B. 大片皮肤脱离时可用手撕去

　　C. 大片皮肤脱离时应用剪刀剪去

　　D. 脱皮时不能沾水

18. 关于猩红热患者的家庭护理，以下哪一种做法是正确的 （   ）

　　A. 咽痛时以高蛋白饮食为主

　　B. 患者可用温盐水漱口

　　C. 患者皮肤可用酒精消毒

　　D. 护理者无须做任何防护措施

19. 关于猩红热，以下哪一种描述是不正确的　　（　　）

    A. 猩红热是国家规定的乙类传染病

    B. 猩红热是一种呼吸道传染疾病

    C. 猩红热可以通过疫苗预防

    D. 猩红热多流行于幼托机构和小学

20. 关于猩红热的预后，下列哪一种说法是不正确的

　　　　　　　　　　　　　　　　　　　　（　　）

    A. 猩红热感染一次后可以终身免疫

    B. 猩红热可多次感染

    C. 猩红热的并发症可能导致严重后果

    D. 猩红热痊愈后不会留下瘢痕和色素沉着

周而复始：普通感冒

诗词鉴赏：江南逢李龟年

唐 杜 甫

岐王宅里寻常见，崔九堂前几度闻。

正是江南好风景，落花时节又逢君。

病原城里故事多：闷声发大财的鼻涕虫家族

1

链球菌节节败退的消息传到了病原城指挥中心，菌司令大力推荐的链球菌大部队损兵折将，引起了指挥中心的不满与抱怨。

万毒王气急败坏地说道："链球菌的攻击面太小了，一次就那么几个人中招。菌司令，你不得不负举荐不力之

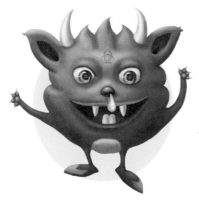

普通感冒病原体

责！大家集思广益，看看能不能来点'面攻击'，我要让一群人生病！"

毒小兵看菌司令蔫了，心想平时一直被菌司令压着，不知道何日能出头，这次不正好是自己表现的大好机会，赶忙向大王报告："大王，这次我看可以打组合战。我们普通感冒家族，虽然论单个战斗力远不如流感兵团，但是胜在人多势众、攻击面广，而且战术灵活，一次不成可以迅速调整，再次发动攻击，要是碰到人类中体弱多病的，一个月感染几次也不稀奇！"

万毒王若有所思："你们平时不太起眼，想不到也有一技之长，可以试试！我们应该吸取链球菌攻击的教训，症状太明显，攻势太猛，不适合隐蔽和长久作战。我们要下一盘大棋，不妨扮猪吃老虎，换个方式来打。毒小兵，那就给普通感冒家族一个表现机会，下令它们化整为零，打响攻陷计划第一炮！"

毒小兵："遵命！呼叫普通感冒家族！全线出动！"

2

普通感冒病毒收到病原指挥中心的命令，准备出击。这支部队由四兄弟带领，分别是鼻病毒、呼吸道合胞病毒、冠状病毒和腺病毒。四兄弟平日里酷爱捣蛋，在人类呼吸道早就七进七出，成为常客了。由于拥有容易让人流鼻涕的技能，所以江湖人称"鼻涕虫"家族。

鼻涕虫老大（鼻病毒）接到指挥中心命令后立刻号召其他三个兄弟："嘿，哥几个，准备出击啦！"

鼻涕虫老二（呼吸道合胞病毒）疑惑地问："不等细菌一族还有其他的病毒家族了吗？"

鼻涕虫老大有点不屑，回应道："不等了，本来普通感冒90%以上就是我们四兄弟干的！它们来不来无所谓。"

鼻涕虫老三（冠状病毒）跃跃欲试："那我们的攻击目标是谁？无差别进攻吗？"

老大向它传授经验说："经过多年经验，柿子当然要捡软的捏！我们专门去找那些营养不良、贫血、缺乏维生素 A 和 D、过度疲劳、着凉或缺乏锻炼的人，他们是最容易中招的。还有，居住环境拥挤和大气污染等条件也可以帮助我们入侵人类。哈哈，你太嫩了，学着点吧！"

鼻涕虫老四（腺病毒）也出现了，忿忿不平地说："厉害了，我的哥！为什么人类要叫我们普通感冒呢？我觉得我们又有颜值又有才华，哪里普通了？"

老大发出一声感叹："哎，没有比较就没有伤害。流感家族战斗力太彪悍了，相比之下，我们的传染性、重症率、变异能力都与它们不在一个等级上。不过我们也有自己的长处，我们家族的兄弟病毒、细菌种类众多，一年里能让人类感冒好几次，更关键的是人类没有疫苗对付我们。"

鼻涕虫老二、老三和老四顿时自信地唱起了歌："哟吼！我们是路人甲乙丙丁，我们要让人类鼻涕流不停！出发咯！"

鼻涕虫老大见状连忙稳住局势："别急啊！我看了天气预报，明后天温差大，一冷一热，这种时候小朋友最容易着凉，我们下手成功率就更高了！"

低热

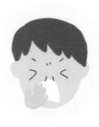

流鼻涕

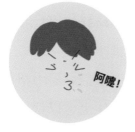

打喷嚏

3

小学的操场上。

太阳逐渐被云层遮挡，风刮了起来，温度计的指数开始变化，空气中弥漫着一股紧张的气氛。

鼻涕虫老大惊喜地说："时机已到，看到那几个小朋友了吗？刚跑了一身汗就把外套脱了。"说时迟那时快，一个个感冒病毒顺着呼吸道从空气中进入目标体内。

也就一天的工夫，这些小朋友就开始出现低烧、流鼻涕、打喷嚏的症状。鼻涕虫四兄弟见状大喜，进攻初有成效，决定再发动一次猛烈的全面进攻。

鼻涕虫老二有点疑问："老大，我有一事不明，我们明明也是传染病，为啥人类不隔离普通感冒患者呢？难道我们还不够格？"

鼻涕虫老大掩嘴偷笑："人类隔离的叫法定传染病，我们没有在人类的法定传染病名单上，自然就不需要被隔离。人怕出名猪怕壮，你们去看看上了黑名单的那些家族，有几个像我们活得这么滋润的？虽然我们名不见经传，但是我们能让人一年里平均得个6～7次感冒。人类那么多，算起来，我们的战绩其实远远高于那些所谓的法定传染病。这就是闷声发大财，懂了吗？"

"懂了懂了！"老二、老三、老四用力点了点头，终于搞清楚了自己的使命和定位。

4

在人类的上呼吸道里，鼻涕虫们正在悠哉游哉地享受战果。

此时背后传来一阵热烈激昂的音乐，抗生素大军列队出现。历史总是惊人的相似，旗帜标记为"攻"的部队中各种抗生素、抗病毒药、激素严阵以待，特别是旗帜上画着"头孢"的一支部队，它们一往直前地冲锋陷阵，丝毫没有退意，呼喊着"杀灭细菌"的口号，与其他进攻部队一起，掩杀过来。

亲眼见到过猩红热大军节节败退场景的鼻涕虫老二慌忙想逃跑："快跑，抗生素大军来了！"鼻涕虫老大淡定地说："慌什么！我们是病毒，它们只能杀杀一些敏感细菌，连耐药菌都杀不死，对我们病毒更是一点作用都没有。淡定！"

鼻涕虫老二恍然大悟："我忘了这茬了。虚惊一场！"

鼻涕虫老三又有疑问了："那人类为什么要用抗生素呢？"

鼻涕虫老大得意地说："他们以为有用呗。嘿嘿，滥用手中的武器，早晚有一天会吃亏。我们病原城已经有超级细菌诞生了，道高一尺，魔高一丈啊！"

老三又注意到："咦，人类又在吃什么药？"

鼻涕虫老大依旧淡定地说："感冒药而已，别急嘛。这些药没有办法杀病毒，只能针对症状进行缓解，让他们自己觉得没那么难受而已。别慌！"

鼻涕虫老四比较细心，注意到了小朋友们在打喷嚏、咳嗽时候用肘弯处遮挡。本来想要通过飞沫传播的算盘落空了。鼻涕虫老三也注意到在人多密集的公共场所，有不少人戴了口罩。它们把情况一一汇报给老大。

鼻涕虫老大有一丝难以置信："这么快就养成健康习惯了，算他们识相。我们最烦那些生活习惯健康、膳食均衡、睡眠充足、运动适度的人了，一副百毒不侵的样子。算了，也一个礼拜了，该折腾也折腾够了，兄弟们不要恋战，准备撤退！"

普通感冒病毒们心有不甘地说："我们还会回来的！"

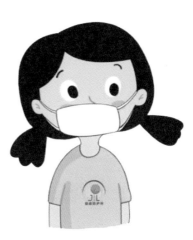

人多密集处要戴口罩

5

与此前落荒而逃的狼狈相比，这是一次胜利的撤退。普通感冒家族的成员繁多，彼此之间不能形成交叉免疫，所以，每年卷土重来几次对于普通感冒家族而言是家常便饭。

所有人都没有想到，这一次次的撤退仅仅是老谋深算的鼻涕虫老大的试探与实验，它的心里早有了整盘的计划：利用一吃抗生素普通感冒就好了的假象，引诱人类肆无忌惮地滥用抗生素，帮助万毒王加快培养病原城致命新武器——"超级多耐药细菌"。

你会让万毒王的奸计得逞吗？

鼻涕虫家族的故事告一段落，让我们用一首小诗记住今天的内容吧。

普 通 感 冒

咳嗽喷嚏流鼻涕，病毒为主细菌辅。

合理用药须切记，关键增强抵抗力。

历史小课堂：普通感冒

普通感冒的历史十分悠久，但直到 1956 年首个普通感冒病毒才在英格兰被分离出来。普通感冒没有疫苗，流感疫苗无法预防普通感冒。

病原小百科：普通感冒

1. 普通感冒是由病毒、细菌等一系列病原体引起的急性鼻咽炎，是急性上呼吸道感染中最常见的一种，一个人一年平均可能感染 5～7 次。

2. 普通感冒的传染性与流行性感冒相比明显弱得多，但因为缺乏交叉保护力，一个人每年感染普通感冒的频率也相对高得多。

3. 普通感冒主要引起发热、咳嗽、流涕、鼻塞、打喷嚏等症状。由于药物滥用的关系，如使用非必要的抗生素等，用药不当较易引起不良反应，甚至对健康造成的危害甚于疾病本身。

4. 治疗上存在盲目用药、重复用药、联合用药、过度使用抗菌和抗病毒药物等现象。

5. 普通感冒并发症包括中耳炎、鼻窦炎、扁桃体咽炎、咽后壁脓肿、颈淋巴结炎、喉炎、气管炎、支气管肺炎等。

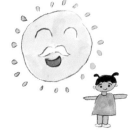

病原大作战：普通感冒

1. 普通感冒主要是由哪一类病原体
   导致的疾病　　　　　（　　）
   A. 细菌为主
   B. 病毒为主
   C. 原虫为主
   D. 寄生虫为主

2. 普通感冒、流行性感冒和上呼吸道感染的关系正确
   的是　　　　　　　　　　　　　（　　）
   A. 轻型的流行性感冒叫作普通感冒
   B. 出现并发症的普通感冒叫作流行性感冒
   C. 普通感冒是上呼吸道感染中最常见的一种
   D. 变异的普通感冒叫作流行性感冒

3. 以下不是普通感冒主要特点的是　　　　（　　）
   A. 最常见的病原体为鼻病毒、腺病毒、呼吸道合胞
      病毒等病毒
   B. 起病较急，潜伏期 1～3 天
   C. 常有高热，全身症状明显
   D. 可表现为流涕、咳嗽等

4. 普通感冒的流行季节是 （ ）

    A. 冬春季   B. 夏秋季

    C. 春秋季   D. 全年均可发生

5. 普通感冒的一般传播途径是什么 （ ）

    A. 血液传播   B. 粪口传播

    C. 蚊虫叮咬   D. 通过呼吸道飞沫传播

6. 何种情境下易患普通感冒 （ ）

    A. 淋雨着凉   B. 气温突变

    C. 过度疲劳   D. 以上都对

7. 以下易患普通感冒的是 （ ）

    A. 幼儿   B. 老年人

    C. 连续熬夜者   D. 以上都对

8. 普通感冒的最主要症状是 （ ）

    A. 鼻塞、流涕、咽部干痒等

    B. 扁桃体充血肿大、有白色斑块

    C. 肌肉酸痛无力

    D. 全身高热

9. 以下关于流感患者和普通感冒患者的症状描述，哪一项不正确 （　　）

　　A. 一般情况下，流感患者会伴有明显的全身不适感，如四肢酸痛、乏力

　　B. 一般情况下，普通感冒患者鼻塞症状比较明显

　　C. 流感患者通常会有发热甚至高热、寒战等症状

　　D. 普通感冒患者全身症状也很普遍，但发生率略低于流行性感冒患者

10. 关于流感患者和普通感冒患者治疗上的区别，哪一项错误 （　　）

　　A. 都应尽早使用抗病毒药物，如金刚烷胺、奥司他韦等

　　B. 都应注意休息，清淡饮食，多饮水

　　C. 都应注意防寒保暖，戴好口罩

　　D. 应对症处理，避免滥用抗生素

11. 普通感冒最常见的并发症是 （　　）

　　A. 中耳炎、鼻窦炎　　　　　B. 心肌炎

　　C. 支气管肺炎　　　　　　　D. 脑炎

12. 关于普通感冒的并发症说法，错误的是 　　（　　）

 A. 并发症出现风险少于流感

 B. 和流感一样，并发症类型多样，如肺炎、气管炎等

 C. 如无并发症，则不需要特别用药也可自愈

 D. 多数患者预后良好，有严重并发症者除外

13. 关于普通感冒的治疗，哪一项是错误的 　　（　　）

 A. 对症治疗，防止并发症

 B. 多种抗生素联合治疗

 C. 可用小柴胡、板蓝根冲剂等中药

 D. 无严重症状者可不用或少用药

14. 关于普通感冒的药物治疗，哪一项是错误的 　（　　）

 A. 伴有发热、头痛、肌肉酸痛者可用解热镇痛药

 B. 咳嗽咳痰者可用止咳化痰药

 C. 可以常规使用抗生素

 D. 合并细菌感染时才须用抗生素

15. 患有普通感冒后饮食需要注意什么 　　（　　）

 A. 清淡饮食

 B. 多饮水

C. 忌食油腻荤腥，忌饮酒和浓茶

D. 以上都对

16. 预防普通感冒的方法中哪一项是错误的 （　　）

A. 每年定期接种疫苗

B. 避免与感冒患者接触

C. 生活规律，适当锻炼，增强体质

D. 保持室内空气流通，避免受凉、过度疲劳

17. 感冒后可采取何种措施避免传染他人 （　　）

A. 开窗通风，保持空气流通

B. 配戴口罩

C. 喷嚏打在手肘部位，用手肘部弯曲挡住

D. 以上都对

18. 关于普通感冒患者的传染性，说法正确的是 （　　）

A. 和流行性感冒一样

B. 根本不会传染

C. 高于流行性感冒

D. 传染性明显弱于流行性感冒

19. 关于普通感冒说法，错误的是 （ ）

　　A. 一年中可以多次患上普通感冒

　　B. 滥用抗生素会产生更大的危害

　　C. 普通感冒和流行性感冒的病原体是同一种病原体的不同变异形式

　　D. 普通感冒在一年中任一季节都会发病

20. 关于普通感冒说法，正确的是 （ ）

　　A. 普通感冒是自限性疾病，病程较短

　　B. 普通感冒常有发热、头痛等症状

　　C. 普通感冒很容易通过密切接触传染，传染性很强

　　D. 血常规检查显示白细胞增高，可以确诊为病毒性感染

连绵不绝：百日咳

诗词鉴赏：赋得古原草送别

唐　白居易

离离原上草，一岁一枯荣。

野火烧不尽，春风吹又生。

远芳侵古道，晴翠接荒城。

又送王孙去，萋萋满别情。

病原城里故事多：小扒皮遇上死对头红霉大军

1

经过小草莓和鼻涕虫四兄弟的两轮进攻，万毒王重新进行了病原城的战略部署，这次它决定动用攻击时间更久、破坏力更强大的病原体来入侵人类："毒小兵，普通感冒家族表现还不错。只不过持续 1 个礼拜就结束了，有点意犹未尽，有没有更长时间的？"

菌司令上次碰了一鼻子灰，想着这次一定要好好表现，冥思苦想中，灵光一现，想到了在历史上赫赫有名的百日咳将军的部队，抢先回答道："想要咳嗽时间长的，您看百日咳杆菌怎么样？"

万毒王疑惑地说："我怎么感觉它们快销声匿迹了？"

菌司令："大王，您有所不知，百日咳杆菌的首领小扒皮本领可不能小觑，您知道它这个外号怎么来的吗？"

万毒王半信半疑："说来听听。"

菌司令："话说人类有一个广为流传的故事——半夜鸡叫，主人公地主周扒皮在半夜里装鸡叫，好让长工们早点起床干活。人类得了百日咳，晚上就会经常咳醒，成串的咳嗽声后还带着尖锐的吸气声，像极了鸡打鸣的声音，所以江湖人送百日咳杆菌外号'小扒皮'。"

万毒王眼前一亮，夸道："有点意思啊！"

菌司令看万毒王产生了兴趣，连忙补充道："还不止呢，如果幼儿得了百日咳，在咳嗽剧烈时，会出现大、小便失禁的情况，喘不过气来的时候还可能出现双手握拳、双眼圆睁、面红耳赤、鼻涕眼泪横流、张口伸舌、嘴唇发紫等情况，那叫一个惨啊！"

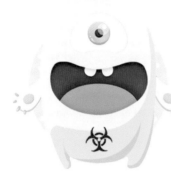

百日咳杆菌

万毒王连连点头，夸道："不错不错，毒小兵，召唤百日咳杆菌前来议事！"

毒小兵回复道："遵命！"

2

小扒皮听到传唤，受宠若惊，屁颠屁颠走上前来。先毕恭毕敬地向万毒王解释了自己部队韬光养晦的原因："大王，自从人类大规模使用了百日咳疫苗，我们家族势力就大不如前。人类以百白破疫苗为基础，开发了三联、四联、五联疫苗，而且接种率非常高。我们不得不改变作战策略。"

万毒王："嗯，也有道理。"

小扒皮看得到了万毒王的理解，抓住机会继续说："虽说人类疫苗厉害，但我们也不是完全没有机会。这些年我们韬光养晦，作为青史留名的病原体可没闲着，一直在找人类的破绽。功夫不负有心人，总算是找到了破解方法，我们只要集中火力进攻那些还没开始接种疫苗或是疫苗保护力衰退的人！一旦足够多的人类免疫屏障不够强大时，我们就能重整河山了！"

菌司令说道："人类有句话叫'狡兔死，走狗烹'，正是因为疫苗接种率高，发病率大幅下降后，人类觉得打疫苗可有可无，反而对那些疫苗接种产生的微不足道的不良反应耿耿于怀，这两年疫苗接种的反对声浪越来越大。哈哈，这是上天赐给我们的机会啊！"

毒小兵补充道："报告大王，最近我们的情报显示，人类的免疫屏障的确出现了一些漏洞和薄弱环节。"

万毒王兴奋道："非常好，祸起萧墙，我们的机会来了！这或许是你们百日咳家族能够再次青史留名的机会！"

毒小兵插嘴说："你们看，这是人类的新闻报道！"大屏幕中赫然显示"美国百日咳病例增加十倍""英国暴发严重百日咳"的新闻，无不暗示着百日咳大军的卷土重来。

万毒王也兴奋起来："你们可是病原城的男高音，病原城许久没有听到尖锐的咳嗽声了，让这个悦耳的音乐响起来吧！"

菌司令拿出了秘密武器："带上我们新开发出的人类抵抗力检测仪，找那些抵抗力差的，发动进攻！"

小扒皮答复道："遵命！百日咳兵团，出击！"

3

领头的百日咳将军拿着抵抗力检测仪在人群中扫描

着，当经过一个人的时候检测仪突然发出"滴滴滴滴"的声音。机器屏幕显示出这个人的信息：女，65岁。未接种过百日咳疫苗。

百日咳将军一声号令："就她了！"

这位张女士还不知道自己已经被百日咳大军盯上，在一周左右的潜伏期（通常2～21天）后，她猛地咳嗽了一下："哎，怎么又感冒了？"接下来几天，发热、咳嗽、流鼻涕等症状一个接一个出现，此时百日咳大军可高兴了，占据了她体内一方又一方领地。到了更严重的阶段，她出现了剧烈的持续咳嗽。"咳嗽感冒都快一个月了，肺都快咳出来了。医生说可能是支气管炎，可为什么药吃了一堆，还不见好？"张女士嘀咕道。

在成人里面，百日咳引起的症状很不典型，看起来和普通的感冒没有太多区别，所以漏诊率高达90%以上。

最令张女士担心的事情还是发生了，自己的症状也在她的宝贝孙子明明身上出现了。明明是一个五年级的小学生，虽然曾经接种过百日咳疫苗，但是时间长了以后，免疫力水平难免下降了。

一周潜伏期之后，明明也开始咳嗽起来了。随着气管的一阵阵抽动、一声声的咳嗽之后，空气中飘散着张牙舞爪的百日咳大军，只见它们随着明明咳出的飞沫，喊着冲锋陷阵的口号，预谋去感染更多人，这时候如果有谁正好吸入它们，就可能中招了。

百日咳杆菌幸灾乐祸地说道："哈哈，让我们来继续上演一首只属于我们百日咳大军的《百日咳之歌》吧！"

4

明明的症状逐渐加重，咳嗽声音成串出现，一次要咳嗽十余声或数十声，直到咳出黏稠的痰液；随后，紧跟着深长吸气，大量空气快速通过声门，发出鸡鸣样的吸气吼声。

还好明明已经是个大小孩了，主要症状还是咳嗽，如果是幼儿的话，可能会出现各种并发症，那就糟糕了。

但即便只是咳嗽，也已经让明明难受至极。随便有点刺激，比如奔跑、进食、受凉、烟熏都可以诱发咳嗽。一天数次痛苦的痉挛性咳嗽，严重的时候甚至一天数十次，

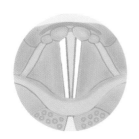

咳嗽

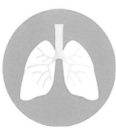

肺部发生病变

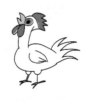

鸡鸣样的吸气吼声

尤其是晚上，所以明明常常夜不能寐。持续几天下来，明明明显消瘦许多，整个人病恹恹的。

5

半个多月以来，明明父母已经带他去医院看了好几次了。一开始医院诊断是普通感冒，但是随着症状愈发严重，医生们觉得病因可能不简单，让明明做了一系列检查。

爸爸拿着血液、痰液及其他的检验报告单，说："验了血，白细胞数很高。医生说看孩子咳嗽的症状特征有可能是百日咳，还要再做个细菌检查。因此，给孩子开了抗生素，疗程至少要 10 天。"

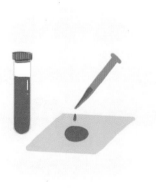 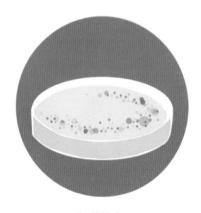

血液检查　　　　　　细菌检查

明明体内，百日咳杆菌们在休养生息，咳了那么久，它们也有点乏了。

此时，忽然熟悉的号角吹响，一支旗帜标记为"攻"的部队杀了过来，队伍中最醒目的是一面写着"红"的大红色旗帜。

原来这是红霉素军团。不同的抗生素针对不同的细菌，用的不对症，也没有办法达到良好的效果。红霉素正好是百日咳的死对头。瞬间，红霉素军团与百日咳杆菌扭打起来。

看着红色旗帜的战队视死如归的阵仗，百日咳杆菌将军慌了："打不过了！人类请外援了！快撤！"

明明及时得到了有效的治疗，否则按照这个架势持续下去，有可能真要咳足 100 天了。当然，100 天只是个虚数，说明咳嗽的持续时间很长。

百日咳的故事暂告一个段落，让我们用一首小诗来总结今天的内容吧。

百 日 咳

无热咳嗽鸡鸣声，一咳难止夜半醒。
家人传染是主因，慢性咳嗽要当心。

历史小课堂：百日咳

百日咳中医称为"顿咳"，又称"疫咳""痉咳""鹭鸶咳"。

1578 年，法国描述了一起百日咳暴发疫情；1906年，百日咳杆菌由朱尔·博尔代（Jules Bordet）和奥克塔夫·让古（Octave Gengou）首次成功分离；1914 年，全细胞百日咳疫苗在美国批准进入临床。

目前，我国使用的百日咳疫苗成分主要是百白破联合疫苗。百白破联合疫苗已纳入国家免疫规划，适龄儿童可以免费接种；随着含百日咳成分的疫苗广泛使用，这种常见的高度传染的呼吸道传染病的发病率急剧下降，但近年来出现了反弹的态势。

病原小百科：百日咳

1. 百日咳是一种传染性很强的呼吸道传染病。
2. 未接种百日咳疫苗或疫苗接种程序不完整的成人及儿童均有可能感染百日咳。
3. 成人感染后通常表现为慢性咳嗽，而幼儿感染后通常出现阵发性、痉挛性咳嗽，咳嗽结束时有鸡鸣样喘鸣声，咳嗽间或咳嗽后出现呕吐。

4. 抗生素规范使用可以有效治疗百日咳，目前可以使用红霉素等药物。

5. 没有及时进行抗生素治疗，百日咳的病程可以长达数月，因而称为百日咳。患者须隔离至接受抗生素治疗5天后，未接受抗生素治疗的疑似患者应进行隔离，直到痉挛性咳嗽消失或痉挛性咳嗽后3周。

病原大作战：百日咳

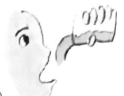

1. 百日咳的病原体是什么类型（　　　）

    A. 球菌　　　　B. 杆菌　　　　C. 病毒　　　　D. 支原体

2. 百日咳病原体常引起什么疾病　　　　　　　　　（　　　）

    A. 急性胃肠炎　　　　　　　B. 急性脑膜炎

    C. 急性结膜炎　　　　　　　D. 急性呼吸道感染

3. 关于百日咳杆菌的描述，以下哪项是不正确的（　　　）

    A. 家人传播很常见

    B. 曾经非常流行，目前发病率已经大幅下降

C. 传染性强，主要通过呼吸道传播

D. 变异速度很快

4. 百日咳的潜伏期为 （　　）

  A. 2～21 天   B. 3～14 天

  C. 平均 2 天   D. 平均 21 天

5. 关于百日咳杆菌传播途径的描述，以下哪种说法是不正确的 （　　）

  A. 百日咳杆菌在密闭空间内易传播

  B. 百日咳杆菌可以通过密切接触传播

  C. 百日咳杆菌的传播途径主要是飞沫传播

  D. 百日咳杆菌的传播途径主要是食源性传播

6. 关于儿童患者感染百日咳杆菌，哪一种可能是先发症状 （　　）

  A. 轻度咳嗽   B. 呕吐

  C. 头晕头痛   D. 抽搐痉挛

7. 下列哪项不是百日咳的主要症状 （　　）

  A. 阵发性痉挛性咳嗽

B. 深长的鸡鸣样吸气性吼声

C. 持续干咳

D. 咽喉肿痛，出现块状白斑

8. 关于百日咳患者的症状说法，错误的是　　（　　）

A. 成人患者症状多不典型，常为慢性咳嗽

B. 幼儿患者痉咳发作时可出现颜面充血水肿、口唇发绀、大小便失禁等症状

C. 年长儿童患者的症状与成人相近，较易被误诊

D. 新生儿患者症状主要表现为典型痉挛性咳嗽

9. 以下哪种行为可能会增加感染百日咳的风险　（　　）

A. 照顾病人，与病人密切接触

B. 饮用生水，食用生肉等

C. 被蚊虫叮咬

D. 以上均有可能

10. 以下哪一类人群一般不具备传染性　　　（　　）

A. 刚刚完成百日咳疫苗接种的健康人

B. 症状轻微的早期患者

C. 出现阵发性痉挛性咳嗽的患者

D. 尚未发病的百日咳潜伏期患者

11. 感染百日咳后可选用何种药物治疗　　　　（　　）

    A. 红霉素等抗生素　　　　B. 抗真菌药

    C. 激素　　　　　　　　　D. 抗病毒药

12. 关于百日咳患者的治疗方法，以下哪种说法是错误的

　　　　　　　　　　　　　　　　　　　　　（　　）

    A. 首选红霉素等抗生素治疗

    B. 对于痉挛性咳嗽剧烈者予以镇静

    C. 必要时予以隔离治疗

    D. 积极予以抗病毒治疗

13. 对于患儿的护理，下列说法正确的是　　　（　　）

    A. 卧床休息，保持室内空气流通

    B. 避免诱发患儿咳嗽的因素，如情绪激动等

    C. 合理饮食，补充足量的营养

    D. 以上都对

14. 关于百日咳的并发症，以下哪种说法是错误的（　　）

    A. 最常见的是咽喉炎

    B. 最严重的是百日咳脑病

    C. 合并肺部感染者应给予抗生素治疗

D. 合并严重并发症的婴幼儿病死率高

15. 百日咳患者的隔离期是 （　　）

   A. 病例接受抗生素 5 天后，未接受抗生素治疗的疑似患者出现痉挛性咳嗽后 6 周或痉挛性咳嗽停止

   B. 病例接受抗生素 5 天后，未接受抗生素治疗的疑似患者出现痉挛性咳嗽后 4 周或痉挛性咳嗽停止

   C. 病例接受抗生素 10 天后，未接受抗生素治疗的疑似患者出现痉挛性咳嗽后 6 周或痉挛性咳嗽停止

   D. 病例接受抗生素 5 天后，未接受抗生素治疗的疑似患者出现痉挛性咳嗽后 3 周或痉挛性咳嗽停止

16. 关于百日咳的预防措施，目前哪种行为实施难度最大

   （　　）

   A. 接种疫苗，获得长久免疫力

   B. 公共场所应经常开窗通风和消毒

   C. 避免与患者密切接触

   D. 对慢性咳嗽者进行百日咳杆菌筛查

17. 关于百日咳的疫苗，下列说法错误的是 （　　）

   A. 常用的为百白破三联疫苗

B. 疫苗接种一次后即可获得终身免疫

C. 一类疫苗中含有此疫苗

D. 含百白破成分的四联、五联苗中也含有百日咳成分

18. 下列不是百日咳特征的是 （ ）

A. 通过呼吸道飞沫传播

B. 有咳嗽症状者为唯一传染源

C. 阵发性痉挛性咳嗽

D. 5 岁以下小儿易感性最高

19. 关于百日咳的预后说法正确 （ ）

A. 年龄越小，预后越差

B. 健康状况越差，预后越差

C. 并发百日咳脑病及支气管肺炎者，预后不良

D. 以上都对

20. 关于百日咳下列说法正确的是 （ ）

A. 不用药治疗，咳嗽满百天也可自愈

B. 患者咳嗽的声音像鸡鸣声

C. 百日咳不会引起患者死亡

D. 以上都不正确

凤凰涅槃：结核病

病原城里故事多：肺上的钉子户结核杆菌

1

病原城作战指挥中心中，万毒王又在策划新的进攻。

万毒王问道："百日咳杆菌虽然有所斩获，但是遇到的疫苗防线比较坚固，我们病原城里有没有既能引起慢性

145

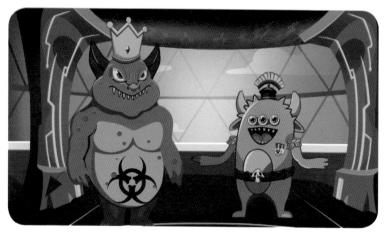

万毒王在作战指挥中心策划新的进攻

咳嗽，又能够跨过人类免疫防线的人选？"

菌司令思索了片刻，说："举贤不避亲，看来得我们结核杆菌家族出马了！"

万毒王心生不解："人类生下来不就要打卡介苗了，你们找到破解方法了吗？"

菌司令回答："正是。曾经卡介苗把我们家族搞得四面楚歌，在很多地方几乎绝迹。不过，杀不死我的必使我更强大。几十年下来，我们已经练就了一身逃逸和防护技能，卡介苗的防护力也已经大不如前了。"

毒小兵补充道："我们的情报显示人类使用了卡介苗之后，可以预防粟粒性结核和结核性脑膜炎，但还是无法抵抗常见的原发性肺结核的感染。大王、司令，你们看，这是每年结核病的战绩。"

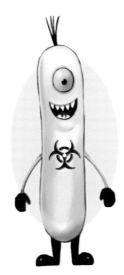

结核杆菌

大屏幕上显示每年结核菌全球感染人数 2 000 000 000 人，肺结核全球每年发病人数 10 400 000 人，肺结核全球每年死亡人数 1 700 000 人。

"这么多？"万毒王不禁兴奋起来，追问道："那抗生素呢？你们家族是细菌，能够扛住抗生素的进攻吗？"

一看万毒王这么上心，菌司令微微一笑，说道："这是一场围剿和反围剿的战争。人类确实研发了好几种抗结核药，但想要彻底杀死我们，至少要三四种药联合使用 6 个月的时间。治疗药物种类多，疗程又那么久，难免会有很多变数，例如来围剿的药物数量不够，或者治疗时间不够，等等，那这些年我们练就的特殊技能——产生护甲（耐药性）就可以发挥作用啦！"

"非常好，有了抗生素的耐药护甲，加上对疫苗的逃逸技能，你们和后代就不怕这些抗生素了，接下来四面楚歌的就是人类了！我命令你们结核杆菌家族全线出击！"

147

万毒王下达了攻击的命令。

"遵命！结核杆菌家族，进攻！"毒小兵在指挥中心吹响了进攻的号角。

2

一名结核病患者随地吐了口痰，不一会就被太阳晒干了。风吹起，结核杆菌飞扬在空中，很快进入了路人的呼吸道。

"耶！成功着陆！"一个结核分枝杆菌，外号"棉花棒"，发出了欢呼。不过放心，它们不会马上让人生病，而是潜伏在人体内，伺机发动进攻。这个时间可能很漫长，也可能很快，取决于人体的免疫力水平、营养状况、疲劳情况等。

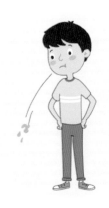

一名结核病患者随地吐了口痰

和流感病毒大军一样，结核杆菌部队也配备了人类防御力检测仪。艾滋病患者、糖尿病患者、儿童、老年人、体弱人群、免疫缺陷人群、因学业或工作压力大没得到充分休息的人群会进入结核杆菌大军的视线，成为它们优先进攻的对象。

3

"我们感染的这名学生叫小红，最近连续考试，疲惫不堪，可以向她发动进攻了！"

防御力检测仪提示：小红的免疫力已经下降到虚弱水平，潜伏已久的结核杆菌们蠢蠢欲动起来。

小红开始出现持续的低热、咳嗽症状，一开始很像普通感冒，也没有引起重视，但是接下来，痰中带血、乏力、出冷汗、体重减轻等症状陆续出现。小红感觉不对劲，再次来到医院就诊，被医生怀疑是结核病，建议去结核病定点医院就诊。

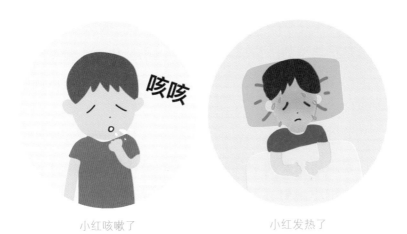

小红咳嗽了　　　　　　　　小红发热了

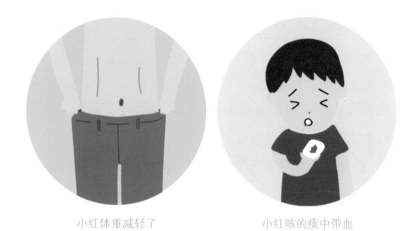

小红体重减轻了　　　　　　小红咳的痰中带血

"功劳簿上再加一人！"

4

　　小红到结核病定点医院看病，医生在镜检涂片上发现了结核杆菌，胸部 X 线片看起来也有一些洞洞样的阴影，显示是很典型的肺结核。"这种情况需要休学一段时间治疗了。"医生说，"不过别担心，坚持服药，肯定可以战胜疾病！"

　　不像感冒发烧一个礼拜就好，一旦结核病发作，那治疗起来起码要几个月的时间了。结核杆菌就像钉子户一样，牢牢地钉在肺里不肯动弹。还好，有了利福平、异烟肼等不同抗生素联合使用，加上社区医生、家庭成

员的安抚及帮助，半年后，小红
的各项临床指标都转为正常，
在医生的许可下，又回到
了学校。

早期、规律、全程、联
合、适量，是肺结核治疗的
基本原则。

小红是幸运的，但很

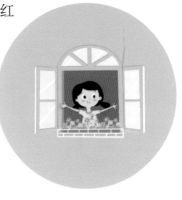

小红康复了

多人在这个过程中并不能完全按照医嘱来执行，中途而
废、随意停药的不在少数，这些都正好中了结核杆菌的
下怀。

5

小红刚刚诊断为结核病时，信息就通过监测系统进行
了传报，学校、疾控中心、社区卫生服务中心等部门立即
在学校内开展紧急排查。

同宿舍、同教室的属于高暴露人群，同一教学楼、宿
舍楼的属于中暴露人群，其他师生属于低暴露人群。

小红属于有症状，胸部 X 线片、病原学检查都是阳
性的患者，传染性比较强，因此，工作人员锁定了以下范
围：在小红诊断前 3 个月内，与其同班级、同宿舍的同学

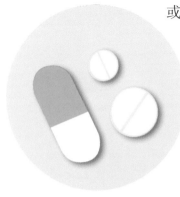

治疗结核病的抗生素

或教职员工，或在其他密闭空间与其直接接触连续 8 小时及以上或累计达到或超过 40 小时的人员。

这些密切接触人群将近 100 人，在医生的组织下，一一去做了症状筛查、结核感染检测等。运气比较好，这些人里面虽然有个别存在结核杆菌的感染，但是还没有人被确诊为肺结核。他们按要求上了专门的结核病防治课程，同时被要求在未来的 1 年内密切关注自己的健康状况，配合完成定期检查或者根据情况开展预防性服药。

6

这个学校情况还算好，其他学校可不一定有这么好的运气了。有的学校老师、学生都出现了感染。

此起彼伏的咳嗽声传到病原城作战指挥中心，万毒王很开心："哈哈哈哈！我就喜欢这种声音！菌司令，你们家族可给我们病原城扬眉吐气啦！"

菌司令看到自己重新受到万毒王认可，心中窃喜，但仍然丝毫不敢放松，随即就下令毒小兵时刻监视人类的动向，做到知己知彼才能百战不殆！

"报告！人类在对那些发热、咳嗽超过2个礼拜的人进行结核病检测。他们想尽快把患者找出来！"

"报告！人类在一些高危人群中进行结核病的专项筛查！"

"报告！人类把结核病作为专病管理，每个人建了本管理手册。有专门的医生告诉结核病患者日常要做什么！"

"报告！有些地方的人类把结核病的治疗药物列为免费药物，患者就不用担心吃不起药了！"

"报告！人类鼓励家属参与到患者的服药管理中来，他们一起监督患者规律用药！"

"报告！人类在做每年的定期体检，肺部检查是一个常规项目了！"

"报告！人类在研发新型卡介苗！"

"报告！人类发明了预防性服药的方法来阻止高危人群的发病！"

一大堆信息扑面而来，毒小兵简直来不及报告了。

"继续监视人类的一举一动！"菌司令下令。

万毒王大失所望，拍案而起："就没有对我们有利的消息？"

"报告大王！前方传回来一些有利战报：有患者对抗结核药物的不良反应无法耐受；治疗时间很长，有些人半途而废；有些人为了保住工作，刻意隐瞒；还有还有，耐药和广泛耐药的结核杆菌的势力范围在扩大，它们越来越强大了！"毒小兵赶忙向万毒王报告一些好消息。

"咳咳！"对于许多人来说，这是一个烦人的声音；对于万毒王，这是一首美妙的音乐。

四面楚歌，谁成谁败？

结核病的故事讲完了，让我们用一首小诗来总结今天的内容吧。

结 核 病

发热咳嗽夜盗汗，体虚乏力全身懒。
随地吐痰传播快，抗痨治疗复康安。

历史小课堂：结核病

肺结核在中国古代被称为"肺痨"。
研究发现，9 000年前的新石器时代就存在结核感染病例，骨骼遗骸显示史前人类（公元前 4000 年）患有结核病，并且在埃及木乃伊（公元前 3000 — 公元前 2400 年）身上发现了结核感染的证据；17 世纪，开始出现结核病的精确病理和解剖学描述。由于其症状的多样性，结核病直到 19 世纪 20 年代才被确定为统一的疾病，并且直到 1839 年才由约翰·卢卡斯·舍恩来因（J. L. Schonlein）命名为结核病。

1909 — 1921 年，法国医学家卡尔梅特（Calmette）和兽医学家介朗（Guérin）用 13 年的时间，经过 230 次连续传代分离出卡介菌，将其对小牛与豚鼠注射不致病；1921 年，儿科医师威尔·哈勒（Weil-Halle）用口服法为婴儿接种卡介苗，这是第一次为人类接种卡介苗。

中国目前卡介苗接种属于计划免疫，新生儿于出生时免费接种。

随着卡介苗的发明和广泛使用，肺结核的发病一度得到控制，但目前又重新成为全球最严重的公共卫生问题之一。

病原小百科：结核病

1. 肺结核是长期严重危害健康的慢性传染病。

结核病又称"痨病"，由结核杆菌引起，主要侵害人体肺部，发生肺结核。肺结核属于乙类传染病，在我国法定报告甲乙类传染病中发病和死亡数排在第2位。得了肺结核如发现不及时，治疗不彻底，会对健康造成严重危害，甚至可引起呼吸衰竭和死亡，给患者及其家庭带来沉重的经济负担。

2. 肺结核主要通过呼吸道传播，人人都有可能被感染。

肺结核是呼吸道传染病，很容易发生传播。肺结核患者通过咳嗽、咳痰、打喷嚏将结核杆菌播散到空气中，健康人吸入带有结核杆菌的飞沫即可能受到感染。与肺结核患者共同居住，以及同室工作、学习的人都是密切接触者，有可能感染结核杆菌，应及时到医院去检查排除。艾滋病病毒（人类免疫缺陷病毒）感染者、免疫力低下者、糖尿病患者、尘肺患者、老年人等都是容易发病的人群，应每年定期做结核病检查。

3. 咳嗽、咳痰 2 周以上，应怀疑得了肺结核，要及时就诊。

肺结核的常见症状是咳嗽、咳痰，如果这些症状持续 2 周以上，应高度怀疑得了肺结核，要及时到医院看病。肺结核还会伴有痰中带血、低烧、夜间出汗、午后发热、胸痛、疲乏无力、体重减轻、呼吸困难等症状。怀疑得了肺结核，要及时到当地结核病定点医疗机构就诊。县（区、旗）、地市、省（区、市）等区域均设有结核病定点医疗机构。

4. 不随地吐痰，咳嗽、打喷嚏时掩口鼻，戴口罩可减少肺结核传播。

肺结核患者咳嗽、打喷嚏时，应当避让他人、遮掩口鼻；不要随地吐痰，要将痰液吐在有消毒液的带盖痰盂里，不方便时可将痰吐在消毒湿纸巾或密封痰袋里；尽量不去人群密集的公共场所，如必须去，应当佩戴口罩。居家治疗的肺结核患者，应当尽量与他人分室居住，保持居室通风，佩戴口罩，避免家人被感染。肺结核可防可治，加强营养，提高人体抵抗力，有助于预防肺结核。

5. 规范全程治疗，绝大多数患者可以治愈，还可避免传染他人。

肺结核治疗全程为 6～8 个月，耐药肺结核治疗全程为 18～24 个月。按医生要求规范治疗，绝大多数肺结核患者都可以治愈。如果不规范治疗，容易产生耐药肺结核。患者一旦耐药，治愈率低，治疗费用高，社会危害大。

备注：结核病病原小百科来自国家卫生健康委员会颁布的《结核病防治核心信息及知识要点》。

病原大作战：结核病

1. 结核病的病原体是什么类型（　　　）

    A. 细菌　　　　　　　　　B. 病毒

    C. 寄生虫　　　　　　　　D. 支原体

2. 对于结核杆菌的描述，以下哪项是不正确的　（　　　）

    A. 在人体中可以长期潜伏

    B. 生长缓慢

    C. 抵抗力弱，干燥环境中很快被灭活

    D. 可以侵犯全身各器官，肺结核最常见

3. 肺结核属于哪一类传染病　　　　　　　（　　　）

    A. 甲类　　　　　　　　　B. 乙类

    C. 丙类　　　　　　　　　D. 未归类

4. 关于肺结核传播途径的描述，以下哪种说法是正确的

                      （　　　）

    A. 主要通过血液传播

    B. 主要通过胃肠道传播

C. 主要通过蚊虫叮咬传播

D. 主要通过呼吸道传播

5. 下列容易感染结核的人群是　　　　　　　　（　　　）

A. 艾滋病病毒感染者、免疫力低下者

B. 糖尿病患者、尘肺患者

C. 老年人

D. 以上都是

6. 下列不是我国肺结核主要特点的是　　　　　（　　　）

A. 感染人数和发病人数多

B. 耐药患者人数逐年增多

C. 结核杆菌或艾滋病病毒双重感染人数多

D. 疫情得到很好的控制，几乎没有新发病例

7. 下列人群中肺结核传染性最强的是　　　　　（　　　）

A. 痰涂片阳性患者　　　　　B. 刚接种卡介苗的人

C. 尚处于潜伏期患者　　　　D. 无症状带菌者

8. 结核病患者须采取何种措施以防止传染给他人（　　　）

A. 传染期停工休学，隔离治疗

B. 外出时主动配戴口罩，不随地吐痰

C. 咳嗽、打喷嚏时捂住口鼻，避免直接面对他人

D. 以上都是

9. 若家中有传染性肺结核患者，下列哪种做法是不恰当的 （　　）

A. 经常开窗通风，保持室内卫生

B. 必要时送往相关医院住院治疗

C. 为了不歧视病人，不采取任何隔离措施

D. 采取适当的消毒措施，经常擦拭个人物品

10. 目前提示感染肺结核的主要症状是 （　　）

A. 连续咳嗽、咯痰 2 周以上

B. 胸痛胸闷、呼吸困难

C. 高热、肌肉酸痛

D. 食欲减退

11. 学生如果患肺结核，下列何种做法是错误的 （　　）

A. 立即采取隔离措施

B. 坚持等考试结束再治疗

C. 在密切接触者中开展肺结核感染筛查

D. 建议前往肺结核定点医院进行治疗

12. 关于肺结核患者的冬季护理，以下哪种说法是错误的
（　　）

A. 及时添加衣物，防止着凉

B. 多饮水，多食果蔬，补充维生素

C. 关闭门窗，以防止冷空气吸入，使得病情恶化

D. 保持室内有合适的温湿度，避免呼吸道黏膜过分
干燥

13. 关于结核病的治疗，下列说法错误的是　　（　　）

A. 肺结核患者大多只能控制症状，无法治愈

B. 结核病患者需要在结核病定点医院接受规范检查
和治疗

C. 登记患者治疗期间可以免费获得相关检查和标准
治疗方案的药物

D. 结核病规范治疗时间一般为半年左右，复治及耐
药结核病患者疗程更长

14. 结核病治疗的原则是　　　　　（　　）

A. 早期、规律、全程、联合

B. 早期、规律、全程、足量

C. 早期、规律、全程、联合、适量

D. 早期、规律、全程、联合、足量

15. 下列关于学校中结核病患者密切接触者的判定，说法正确的是 （　　）

A. 同宿舍、同教室的属于高暴露人群

B. 同一教学楼、宿舍楼的属于中暴露人群

C. 其他师生属于低暴露人群

D. 以上均正确

16. 关于结核病患者返校，下列说法正确的是 （　　）

A. 轻伤不下火线，可一边服药控制，一边上课

B. 症状消失后即可返校

C. 症状好转后即可返校

D. 需要专科医生的返校证明

17. 关于肺结核的疫苗，下列说法错误的是 （　　）

A. 目前使用的肺结核疫苗为卡介苗

B. 一旦接种，将不会再感染肺结核

C. 一般在婴儿出生后 24 小时内进行接种

D. 属于免费接种的一类疫苗

18. 若学校中出现肺结核病例，做法不正确的是　（　　　）

　　A. 及时将信息报告疾病预防控制中心等专业机构

　　B. 配合专业机构落实筛查措施

　　C. 仅对患者采取隔离措施，不让其他师生知晓，以免引起恐慌

　　D. 在师生中及时开展健康教育，普及肺结核知识

19. 关于肺结核下列说法正确的是　（　　　）

　　A. 肺结核可以遗传给下一代

　　B. 肺结核患者不能随意吐痰，必要时可以将痰液咽下

　　C. 家庭中，一个成员患病后很容易传染给其他多个成员

　　D. 肺结核患者可以在规律用药后继续吸烟，不会影响病情的好转

20. 关于肺结核治疗下列说法不正确的是　（　　　）

　　A. 肺结核治疗全程为 6～8 个月，耐药肺结核治疗全程为 18～24 个月

　　B. 肺结核是绝症，无法治愈

C. 按医生要求规范治疗，绝大多数肺结核病人都可以治愈

D. 肺结核患者如果不规范治疗，容易产生耐药肺结核。患者一旦耐药，治愈率低，治疗费用高，社会危害大。

第四章

防

四海之内

与人类的战斗胜负参半。在病原城作战指挥中心，万毒王和菌司令站在世界地图前，若有所思。

菌司令提议道："大王，人类的防御能力有强有弱，世界之大，我们何不采用神功——乾坤大挪移，跨地区调动病原大军呢？"

万毒王赞许道："有道理，人类自诩生活在地球村，命令部队，不要偏安一隅，跟着人类跑起来！"

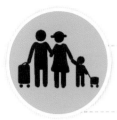

死灰复燃：麻疹

诗词鉴赏：甲午除夜

金　元好问

暗中人事忽推迁，坐守寒灰望复燃。

已恨太官余曲饼，争教汉水入胶船？

神功圣德三千牍，大定明昌五十年。

甲子两周今日尽，空将衰泪洒吴天。

病原城里故事多：麻疹病毒的全球作战计划

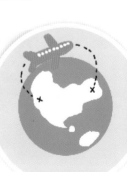

1

在作战室，菌司令寻思片刻，向万毒王建议："麻疹病毒家族是行军速度最快的部队之一，它们在人类中的传播效率可以达到 1 传 18，不妨先让这个部队试一试吧！"

万毒王叹了口气，说道："能行吗？话说这曾经可是我们的一支王牌部队，可惜自从人类发明了麻疹疫苗，这支部队就力量锐减，现在人类甚至都提出'消除麻疹'的口号了。"

"大王不要焦虑，我们的密探传了信息回来，现在美国、欧洲和日本等一些地方的人在抵制麻疹疫苗。只要人群中 2 针麻疹疫苗覆盖率不到 95% 以上，人群的免疫力就无力抵挡麻疹大军的流行。"菌司令解释道。

万毒王打开全球麻疹作战图，地图上有一大片蓝色区域，人类已经在这些地方构建了强大的免疫防线；但在蓝海中，夹杂着一些黄色的区域，而且有逐步扩大的趋势。万毒王一边看着，一边嘴角微微上扬，心中似乎已经有了全盘计划。转身下令道："机会来了，命令全球麻疹病毒部队，利用这些漏洞，让疾病传播起来。"

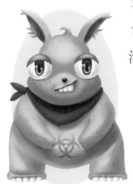

麻疹病毒

2

日本某城市。

因为对疫苗的不信任，人们对接种疫苗产生犹豫。这个地区的接种率很低，远远达不到 95% 的覆盖率。

欧洲某城市。

因战乱等原因导致该地区的儿童接种率大幅下降。

美国某城市。

因为宗教原因，这里的父母不让孩子接种疫苗，当然也包括麻疹疫苗在内。

如果这里的居民与世隔绝，那么也没有问题，但是在目前的全球化背景下，几乎已经没有什么世外桃源了。

麻疹病毒大军可不会放过机会。这些地方的疫苗覆盖率远远达不到阻止麻疹流行的水平。尤其是学校的孩子，一旦没有疫苗的保护，只要有一例麻疹患者和他们发生密切接触，就会如同薪火碰到火星，暴发在所难免。

星星之火，可以燎原，人类不断出现麻疹新暴发点。看着病原城作战指挥中心的地图上不断出现的小火苗，万毒王甚是满意。

正高兴着，菌司令汇报道："大王，麻疹病毒大军除了传播速度快之外，还有一个本领——并发症出现比例高。通常麻疹患者主要有发热，全身皮疹，口腔黏膜斑，眼睛流泪、发红等结膜炎症状，一般 1～2 周就痊愈了。但有 15% 左右的患者，可能出现肺炎、心肌炎、脑炎、中耳炎等严重的并发症。"

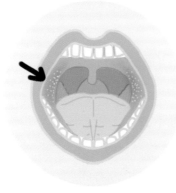

口腔黏膜斑

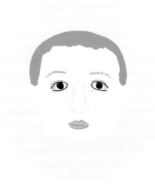

结膜炎症状

万毒王说："嗯，真是可惜，这么好的部队，如果能够来一次全球大流行就好了！"

菌司令附和道："是啊，如果人类都拒绝接种疫苗，那我们就大有机会了！"

3

中国 S 市 A 国际学校。

从麻疹全球作战地图来看，这片城市几乎都是蓝色的，只有分散的几个黄点。一个黄点代表一个病例，可惜的是，这些黄点没有形成片，无法形成暴发疫情。对于蛰伏的麻疹病毒来说，可乘之机并不多。

不过这次情况有所不同，A 校师生参加国际交流十分频繁，前往欧洲、美国等地的机会很多。对麻疹病毒来说，在本地感染和在外地感染，结果并无不同，都是功劳簿上的一个战绩。趁这些师生在欧洲交流的时候，麻疹病毒大军终于找准机会下手了。

2 周左右的潜伏期过后，大部分人在回国后发病了！

"终于得手了！太不容易了！赶快让病毒传播起来！"领头的麻疹病毒"大麻子"欢呼雀跃起来！

麻疹病毒可是号称"见面传"的高手，如果没有人群免疫屏障，它们能够非常迅速攻城拔寨。可惜，这次的如意算盘又落空了。

好不容易传播了几个人，麻疹病毒的计划就被人类的监视系统发现了。密集的几个黄点在蓝色背景下太过刺

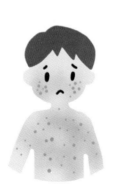 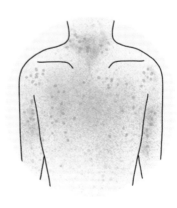

麻疹引起的皮疹

眼，疾控中心的医生迅速调查原因，组织应急接种，在麻疹患者的密切接触者中进行排摸，对没接种过麻疹疫苗和没得过麻疹的人都进行了疫苗补种。如此一来，麻疹病毒部队刚刚燃起的一点小火苗又被扑灭了。

4

指挥中心的万毒王喃喃自语："人类有了麻疹疫苗，难道我们就没有一点下手的机会了吗？"

一旁的毒小兵补充道："大王，您别太担心。人类8月龄开始给孩子接种第1针麻疹疫苗，18～24月龄打完第2针，虽然构建了很强的免疫屏障，但是接种后人类免疫力不是永久持续的，等到了成人阶段，免疫力会下降，我们还是有攻击机会的。何况，人类的接种率不可能达到100%，漏洞还是有的。我们的情报显示，8月龄前的儿童、大城市的外来务工人员、高校及军营的新生、新兵，对了，还有医院的医务人员，这些都是麻疹的高发人群。"

菌司令随之补充："是的。麻疹病毒部队没有那么容易被征服。人类有句俗语，'飞鸟尽，良弓藏；狡兔死，走狗烹'。很有意思的是，疫苗把麻疹等传染病的发病率降下来了，人类却更在乎疫苗的不良反应，开始怀疑疫苗的安全性，排斥接种疫苗了。人类的世界卫生组织把'疫苗犹豫'

列为十大健康威胁，说明有这种想法的人不在少数啊。"

毒小兵又补充道："是的，大王。虽然现在人类只要发现一例麻疹，就会开展密切接触者的应急接种，但是实际上很多人也不那么情愿去接种疫苗。"

万毒王很欣慰，说道："很好，还好人类一直有这种过河拆桥的习惯，不然我们都像天花病毒一样就惨了，多好的一支部队，肆虐人类几千年了，生生被天花疫苗给全歼了。"

军司令谏言道："大王，我看麻疹病毒大军只能起到游击队骚扰作用。俗话说，枪挑一条线，棍扫一大片，是时候让动物大军一起帮忙了！"

"哈哈哈哈！好主意，该给人类点颜色看看了！"万毒王对这个提议很满意。

你知道，世界上目前对人类健康威胁最大的是哪种动物吗？

大白鲨？鳄鱼？狮子？棕熊？蟑螂？苍蝇？老鼠？蚊子？

麻疹的故事就是这样，让我们用一首小诗来结束今天的内容吧。

麻　疹

发热皮疹口腔斑，肺炎脑炎并发烦。

落寞贵族卷土来，接种疫苗定心丸。

历史小课堂：麻疹

公元 7 世纪即有麻疹的文献记载。1757 年，苏格兰医生弗朗西斯·霍姆（Francis Home）证实了麻疹患者血中具有某种传染性物质；1954 年，美国研究者约翰·F. 恩德斯（John F. Enders）和托马斯·皮布尔斯（Thomas C. Peebles）分离出麻疹毒株；1963 年，麻疹疫苗开始在美国投入使用，随后麻疹发病率大幅下降。

我国历史上早就有对麻疹的免疫预防，清代医学家叶霖所著《沙疹辑要》中就有种疹法的记载。目前，麻疹疫苗属于国家免疫规划内的疫苗，通常为与风疹、腮腺炎组成的联合疫苗，适龄儿童可以免费接种。

病原小百科：麻疹

1. 麻疹是一种传染性非常强的呼吸道传染病，只感染人类，患者是主要传染源，潜伏期通常是 6～21 天，冬春季多见。

2. 麻疹主要症状是发热和皮疹，皮疹通常在病程 3～4 天时出现，典型的会遍及全身，包括手掌与脚底，通常持续 1 周左右，褪去后会出现色素沉着及细小脱屑。普通麻疹患者须隔离至出疹后 5 天。

3. 相对于风疹等其他病毒疹，典型的麻疹会出现结膜炎、流泪、口腔黏膜两侧黏膜斑等症状。此外，麻疹的并发症比例很高，尤其以肺炎危害性为大。

4. 社区人群中 2 针麻疹疫苗的接种率需要达到 95% 以上，才能达到阻断流行的水平。

5. 麻疹疫苗是我国一类疫苗。目前我国的接种程序是 8 月龄接种第一针麻疹-风疹疫苗，18～24 月龄接种 1 剂麻疹-风疹-腮腺炎疫苗。

病原大作战：麻疹

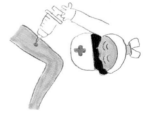

1. 麻疹是由哪一类病原体导致的疾病 　　　　（　　　）

    A. 细菌　　　　　　　B. 病毒

    C. 原虫　　　　　　　D. 寄生虫

2. 麻疹病毒的特征是 　　　　　　　　　　（　　　）

    A. 外界环境存活力强，不易被灭活

    B. 不仅对人有传染性，还能感染动物

C. 主要存在于患者体内，经呼吸、咳嗽或喷嚏带出体外

D. 以上都正确

3. 麻疹的好发季节 （　　）

    A. 冬春季   B. 夏季

    C. 雨季   D. 梅雨季节

4. 根据近年研究，感染麻疹的人群特征发生了什么变化

                                    （　　）

    A. 接种疫苗者中突破病例高发

    B. 8 月龄以下及成人中多发

    C. 接种过麻疹疫苗的学生中高发

    D. 接种过麻疹疫苗的托幼儿童中高发

5. 麻疹的主要传播途径是什么 （　　）

    A. 飞沫传播   B. 经水传播

    C. 蚊虫叮咬   D. 经血液传播

6. 关于普通麻疹病例的潜伏期，叙述正确的是 （　　）

    A. 最短潜伏期通常为 6 天

B. 最长潜伏期通常为 21 天

C. 潜伏期平均为 10 天左右

D. 以上都正确

7. 麻疹病人的隔离期一般为 　　　　　　　　（　　）

    A. 出疹后 1 天　　　　　　　B. 出疹后 2 天

    C. 出疹后 3 天　　　　　　　D. 出疹后 5 天

8. 感染麻疹最主要的体征是 　　　　　　　　（　　）

    A. 皮疹先发于耳后、发际

    B. 发热时出现上呼吸道感染症状以及结膜炎表现

    C. 发热 3～4 天后出疹

    D. 以上都是

9. 麻疹严重时会有并发症出现，下列哪些是麻疹的并
   发症 　　　　　　　　　　　　　　　　（　　）

    ① 肺炎　② 脑炎　③ 心肌炎　④ 中耳炎

    A. ①③　　　　　　　　　　B. ①②③

    C. ①②④　　　　　　　　　D. ①②③④

10. 麻疹患者常见的死亡原因是由于产生并发症，下列哪

种并发症病死率最高 （   ）

A. 肺炎　　　　　　　　　B. 喉炎

C. 心肌炎　　　　　　　　D. 神经性疾病

11. 麻疹愈后皮肤有何种变化 （   ）

A. 有破损　　　　　　　　B. 有瘢痕

C. 无瘢痕　　　　　　　　D. 色素沉着及细小脱屑

12. 根据世界卫生组织的要求，社区内 2 针麻疹疫苗需要
达到（   ）才能阻断麻疹的流行

A. 100%　　　　　　　　B. 95%

C. 90%　　　　　　　　　D. 85%

13. 目前 MMR 三联疫苗用于预防的疾病不包括 （   ）

A. 水痘　　　　　　　　　B. 风疹

C. 腮腺炎　　　　　　　　D. 麻疹

14. 对于感染麻疹疫苗的保护力说法正确的是 （   ）

A. 可以维持终身免疫力

B. 短期有效，需要定期加强

C. 会随着年龄逐步下降

D. 到成人阶段完全丧失殆尽

15. 患麻疹时，哪些措施对患者有好处　　　（　　）

    A. 卧床休息，保持适当的室内温湿度，注意空气流通，避免强光刺激

    B. 注意皮肤和眼、鼻、口腔的清洁

    C. 多饮水，给予易消化和营养丰富的食物

    D. 以上都正确

16. 下列预防麻疹的措施中哪一项是不准确的　　（　　）

    A. 教育和培养孩子养成良好的卫生习惯

    B. 冬春季节学校的教室和家庭要经常开窗通风，保持环境整洁，空气流通

    C. 提高人群免疫力，减少麻疹易感人群

    D. 接触麻疹患者后10天内都可以注射免疫球蛋白，预防发病或减轻症状

17. 目前我国麻疹疫苗第一针接种时间是　　　（　　）

    A. 出生后 7 个月　　　　　　B. 出生后 8 个月

    C. 出生后 9 个月　　　　　　D. 出生后 10 个月

18. 麻疹疫苗需要二次接种，以免初次免疫失败，第二次
    接种时间是 　　　　　　　　　　　　　　（　　）
    A. 1 岁到 1 岁零 5 个月
    B. 1 岁零 6 个月到 2 岁
    C. 2 岁零 1 个月到 3 岁
    D. 3 岁零 1 个月到 4 岁

19. 关于接种麻疹疫苗的注意事项，下列选项中错误的是
    　　　　　　　　　　　　　　　　　　　（　　）
    A. 妊娠期妇女不可以接种麻疹疫苗
    B. 有发热、青霉素过敏史、有免疫缺陷或进行免疫
       抑制剂治疗者不宜接种麻疹疫苗
    C. 麻疹疫苗只需要接种一次
    D. 接种后出现严重反应或过敏性休克时应及时就医

20. 预防麻疹最有效的方法是 　　　　　　　　（　　）
    A. 隔离病人，防止易感儿童接触
    B. 接种麻疹相关疫苗
    C. 讲究个人卫生，加强锻炼
    D. 开窗通风，保持空气流通

我最摇摆：疟疾

诗词鉴赏：咏蚊

宋　范仲淹

饱去樱桃重，饥来柳絮轻。
但知离此去，不用问前程。

病原城里故事多：疟原虫与人类的围剿、反围剿之争

让我们继续回答上节的问题，在这个地球上，对于人类而言，谁是最致命的生物呢？

鲨鱼？狮子？老虎？狼？

哈哈，都不是，排名第一的是一个看起来很不起眼的动物——蚊子。

这种小动物本身不能杀人，但是它们能够传播可怕的

疾病，包括疟疾、登革热、乙型脑炎、黄热病、寨卡病毒病等。据不完全统计，全球平均每年有上亿人感染各种蚊媒传染病，70多万人因此丧生。

这样的好帮手，万毒王怎么会错过呢？

1

非洲全名"阿非利加洲"，意为阳光灼热的地方。非洲是世界第二大陆，也是人口第二大洲，还是人类共同祖先智人的发源地。这里有地球上最壮丽的峡谷、最荒芜的沙漠、最茂密的丛林、最丰富的物种，如此古老而神秘的非洲到底是一个怎样的存在？

浩瀚的撒哈拉述说着三毛和荷西的美丽爱情，在爱人眼里彼此都是夜空中最亮的星！奥斯卡获奖影片《北非谍影》让你不仅记住了一个凄美的爱情故事，更记住了一座美丽的城——卡萨布兰卡。这里有因《角斗士》《权力的游戏》取景地而风靡全球的"最美村落"——阿伊特·本·哈杜村！更有从坦桑尼亚到肯尼亚，世界上最壮观的动物大迁徙！

那么知识点来啦，什么是动物大迁徙呢？

每年的6月至9月，由二十万匹野斑马、百万头角马和五十万只瞪羚羊组成的一支声势浩大的队伍，从坦桑尼亚的塞伦盖蒂保护区出发北上，来到终点站肯尼亚的马赛马拉国家公园。长途跋涉3 000多千米，这群食草动物除了要消耗巨大体力，沿途还要穿越狮子、豹埋伏的草原，要提防随时可能出没的豺狗，以及避开在马拉河两畔聚集的鳄鱼。

历经千辛万苦到达目的地，你以为就一劳永逸了么？那可大错特错了！

由于气候变化，两三个月之后，马拉国家公园将面临青草匮乏，为了觅食，这支远征大军将再次历经苦难返回出发地。

就这样，纵然每一次迁徙只有30%的幸存者能够回到出发地，它们还是一年一年如此往复，这也许就是每个物种与生俱来所拥有的繁衍后代的生命力量吧！

我们的主人公小林子是一名小学生，从小就特别喜欢动物，最爱看的节目就是《动物世界》，所以去非洲大草原与野生动物来一次亲密接触，看一看世界上最大的动物大迁徙是他从小的梦想。今年小林子小学毕业了，考上了重点初中，这可把父母高兴坏了，同意带他去非洲旅游作为奖励，就这样一家三口开始了期待已久的非洲之行。

2

指挥中心内，万毒王在发号施令："人类太厉害了，之前我们派出各种战队，都屡战屡败，这次派出麻疹家族，采取了乾坤大挪移，似乎初见成效，但是毕竟人类有麻疹疫苗，很难造成彻底破坏。菌司令，你上次说要联系动物部队，有什么具体建议说来听听？"

菌司令答复道："报告大王，我给蚊子部落发了密信了，它们回信说会派按蚊作为先锋部队，信里还说按蚊部队和疟原虫部落一直有密切合作。"

万毒王问："你是说间日疟、恶性疟、卵形疟和三日疟四兄弟？我想起来了，它们家族的战斗力非常强，尤其恶性疟。"

菌司令回答："是的，大王，据可靠密报，全世界约一半人口处于感染疟疾的风险之中，每年有数亿例疟疾病例，其中数十万人死亡。大王刚刚说的恶性疟的确最厉害，它们主要活跃在撒哈拉以南非洲地区，引发的疟疾病例占总数的90%，占死亡总数的92%。目前属于疟疾界的扛把子。"

毒小兵补充道："大王，大王，它们家族有着辉煌历史，古罗马帝国的衰亡、古中国的盘庚迁殷都是它们的战果。而且人类历史上很多伟人、名人都得过疟疾，有的甚至因此死亡。比如古希腊马其顿帝国的缔造者亚历山大大帝，他一路征服希腊、扫平波斯、远征印度，打下了庞大

的帝国疆土，却在 33 岁时得了
疟疾，不治身亡；又比如文
艺复兴时期的大诗人但丁在
完成名篇《神曲》后不久
就死于疟疾；还有 19 世纪
英国最伟大的浪漫主义诗人
拜伦 36 岁感染疟疾，与世
长辞。"

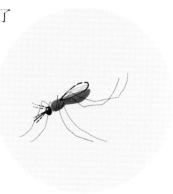

按蚊

　　菌司令："补充的好，其实同一时期，中国一代明君
康熙皇帝也曾染上了疟疾，不过侥幸存活了。"

　　万毒王很满意："都是名门望族，硕果累累啊！传
令下去，让疟原虫部落紧密配合按蚊部队，对人类发动
进攻！"

3

　　在非洲的病原城作战指挥中心，疟原虫大军济济一
堂，正在七嘴八舌讨论具体作战方案。

　　间日疟大王先说话了："中国这些年大力消除疟疾，
我们在中国的兄弟们都牺牲了。这次万毒王找到我们，正
好是一个为死去的兄弟们报仇的好机会！"

　　恶性疟大王现在是疟原虫界的老大，幽幽地说："话

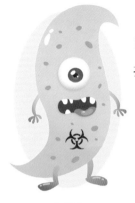

疟原虫

说你们早年在中国也是江湖上有名号的人，有让人一会冷、一会热的特殊技能，发病的人好像'打摆子'似的，难受至极，没想到现在沦落至此。不过现如今我对神州大地消除疟疾的活动也有点心有余悸，看来中国不好对付，我们要同仇敌忾，一起对付中国，谁让我们是好兄弟！"

卵形疟和三日疟大王也附和道："同去！同去！"

间日疟大王问道："可有什么具体计划吗？"

恶性疟大王答道："那是自然，我研究过了，这些年中国来非洲旅行、经商的人特别多，我们叫上老伙计按蚊大军帮忙叮咬中国游客，让他们回国后发病，到时候再安排当地的按蚊接应，星星之火，可以燎原，这样说不定我们可以在当地开发出新的根据地呢！"

"好主意啊！就这么办！"其余疟原虫大王纷纷响应。

嗡嗡嗡，搭载着疟原虫的按蚊大军好似一驾驾飞机，向人类飞去。

4

"注意！注意！前方发现目标！出现一批来看动物大

迁徙的游客，密切关注穿着短袖、短裤、短裙的游客，就是那些手臂和腿暴露在外的！"按蚊大军发现目标了。

"哈哈！这一家子都是短打！"一只按蚊瞅准机会，一口叮咬下去，这个时候，藏在按蚊体内的疟原虫部队随着蚊子的唾沫趁机进入人体！被蚊子咬是司空见惯的事情，小林子一家都没有注意。

叮咬、感染一气呵成，这一切就这样悄无声息地发生了。

"报告大王，1号机突袭成功！"

"报告大王，2号机突袭成功！"

……

按蚊大军的报告声此起彼伏。

听到捷报频传，按蚊大王自鸣得意，夸道："孩儿们，干得漂亮！你们在他们身体里潜伏1～2周，完成人体内发育，就有好戏看了！那个时候他们肯定已经回到中国了，一场血雨腥风将在中国大地掀起！哈哈！"

5

结束了愉快的旅行，小林子一家三口满载而归。只是他们一定没有料到，与他们一同满载而归的除了旅行箱里塞满的各种非洲纪念品，还有身体里隐藏的非洲疟原虫大军。一周后的傍晚，小林子爸爸感觉有点发烧，但他也没当回事，随便吃了点家里的退烧药。

第二天傍晚，小林子突然叫道："妈妈，妈妈，我感觉好难受啊，身体一会儿冷一会儿热！"

"是不是发烧了啊？量一下体温吧。"

"39℃，这么高啊，我的小宝贝，这是怎么啦？"妈妈有点急。

"我这两天也有点发烧，怎么都赶一起了？"爸爸说道。

"发冷发热，我们又刚刚去过非洲，会不会得了疟疾啦？"妈妈突然想到微信公众号上看到的疟疾防治小常识，感觉症状有点类似。

"这么一说倒是可能性很大，我可能也感染了，那还是赶快去医院看看吧。"爸爸也有点担心。

小林子一家子立刻来到 H 医院就诊。在预检分诊台，护士测量体温后，将他们分到发热门诊。

爸爸主动告知医生自己刚刚从非洲旅行回来的信息。接诊的医生很有经验，询问完症状后，他第一时间就想到了疟疾。

医生用疟疾快速诊断试剂（RDT）进行了筛查，并让父子两人采血进行血片镜检，目的是看看血涂片里面有没有疟原虫。

检测结果很快出来了，小林子被怀疑得了恶性疟疾，爸爸比较严重，他被怀疑同时感染了间日疟和恶性疟。医生将他们收治入院，同时报告给当地的疾控中心。收到报告后，疾控中心很快就进行了调查和复核。

这个时候，藏在身体里的疟原虫们也在焦急等待援军。它们需要有当地的按蚊部队来接应，否则，没有办法完成传播的使命。

嗡嗡嗡！一个熟悉的声音传来，太好了，有接应部队来了。

等等，这不是按蚊，这是伊蚊。

"没有用啊，伊蚊大军主要搭载登革病毒、黄热病毒、寨卡病毒等，我们疟原虫大军体格太大，没有办法在伊蚊体内形成有效的战斗力，来了也白搭！"一只疟原虫叹息道。

这注定是一场等待戈多的结局，因为当地经过环境改造、杀虫剂喷洒等，几乎看不到按蚊了。

小林子和爸爸体内的疟原虫在焦急等待着，此时此刻，它们能做的只有等待，毫无希望的等待。如果有一天，它们学会了病毒或细菌的作战方法，那就不需要这样守株待兔了。

恶性疟原虫憋不住了:"话说都过了好多天了,按蚊大王怎么还没命令本地的按蚊兄弟来叮咬啊!这样我们也好尽快进入按蚊体内,完成恶性疟大王给我们的任务——传播给更多人类啊!"

间日疟原虫也说:"是啊,间日疟大王也让我尽快传播来着。我们漂洋过海,就这么耗着,费心费力,也太可惜了。"

正说着,恶性疟突然发出一声惨叫。"兄弟,你怎么了?"间日疟小兵担心地问道。

恶性疟原虫大喊:"糟了!我们最害怕的青蒿琥酯对我们发动了攻击,我快不行了,兄弟,坚持住!"

"啊!"突然又一声惨叫,这次是间日疟原虫的声音,"兄弟我也中招了,是对付我们的第一杀手氯喹和伯喹!"

小林子和爸爸是幸运的,及时获得了诊断,规范用药,并且全程治疗,所以没有任何并发症,很快就康复出院了。

疾控中心专业人员对小林子一家的居住环境和医院附近进行了监测,没有发现按蚊的踪迹,妈妈也被嘱咐进行医学观察。

这场入侵行动就这样悄无声息地结束了。

6

非洲大本营，疟原虫大王们在复盘。

间日疟大王说："我们这次和人类的战役损失惨重，你们怎么样？"

恶性疟大王也是一声叹息："我们也伤亡惨重，情报说中国有一个秘密武器——疟疾快速诊断试剂，5分钟就可以判断出是否感染疟疾，而且还有治疗疟疾最有效的药剂和最完整的治疗方案，害得我们完全没机会发挥，不像在非洲，很多人药吃了一天，一不发烧就停了，这样我们就有机可乘了，来个再燃，一击即中。"

间日疟大王说："原来如此啊，好在我有先见之明，已经让一个小分队隐藏在那些感染者的红细胞和肝细胞内，来年伺机再进攻，人类肯定不知道我这个绝招！"

恶性疟大王叹服道："这个妙啊！下回看你的啦！听说当地的按蚊部队也基本被剿灭了？"

非洲的按蚊说："是啊，这次没有传播成功，太可惜了！没有里应外合，打起仗来效果不佳啊。"

7

半年后，红细胞内残存的间日疟原虫们有点蠢蠢欲动。

间日疟原虫小 A 环顾四周："上次惨败，只剩下我们几个了，无法组织再燃攻击！"

间日疟原虫小 B 说："是啊，要不等来年春天肝细胞内的兄弟们发育长大之后我们再战？"

小 A 无奈答道："也只能这样了。"

第二年，春暖花开，小林子爸爸肝细胞内的疟原虫们正在密谋中。

间日疟原虫小 C 说："人体肝细胞真是营养丰富啊，吃饱喝足了，准备寻找机会，再次发动攻击。"

间日疟原虫小 D 说："经过肝细胞内一年的调养生息，我们的发育完成了，战斗力也恢复差不多了。"

"兄弟们，赶快向红细胞发起进攻，和人类决一死战吧，冲啊，为父兄们报仇！"

"好，这次行动代号——复发！联系按蚊兄弟，准备同时叮咬吸血传播！打人类一个措手不及！"

话音未落，声声惨叫传来。原来人类早有准备，说话间，小林子爸爸正好服下社区医生给的抗疟疾复发药。

"哎呀，为什么受伤的总是我们！"

残留的星星之火没有成功燎原，而是被彻底扑灭了。

8

转眼暑假又来了，小林子一家又准备出国旅行，这次他们可是做足了功课，备足了防蚊武器。阳光、沙滩、仙人掌，我们来啦！

疟疾的故事告一段落，让我们用一首小诗来结束今天的内容吧。

疟　　疾

忽冷忽热人打摆，原是疟原虫作怪。

长衣长裤驱避剂，措施到位方自在。

历史小课堂：疟疾

疟疾，我国民间俗称"打摆子"。公元前2700年，《黄帝内经》中描述了疟疾的几种典型症状。

1880 年，法国军医查尔斯·路易斯·阿尔方斯·拉夫兰（Charles Louis Alphonse Laveran）首次在人类血液中识别出疟原虫；1898—1899 年，乔瓦尼·巴蒂斯塔·格拉西（Giwanni Batista Grassi）领导的意大利调查小组发现按蚊能引起疟疾传播；1820 年，法国化学家约瑟夫·佩尔蒂埃和布莱梅·卡旺图从金鸡纳树皮中分离出奎宁，奎宁很快成为世界各地治疗间歇性发热的首选药物；1934 年，合成了氯喹；1972 年，中国科学家屠呦呦从青蒿（甜苦艾）中分离出青蒿素，并于 2015 年获得诺贝尔生理学或医学奖。

由于疟疾是一种寄生虫病，疫苗研究难度很大。目前成熟的疟疾疫苗仅有预防红细胞前期的疫苗（RTS，S）。由比尔和梅琳达·盖茨基金会资助、由葛兰素史克（GSK）研制的重组蛋白疟疾疫苗（Mosquirix），也是首个可预防致死率最高的恶性疟原虫的疫苗。但此类疫苗提供的仅仅是部分保护，在临床实验中只能使疟疾感染率下降。2015 年，此疫苗获得了欧洲药品管理局的积极意见，并被世界卫生组织推荐用于试验实施计划。2019 年起，三个撒哈拉以南非洲国家的部分地区开始通过"国家免疫规划"向幼儿提供该疫苗。我国目前仍没有上市的疟疾疫苗。

病原小百科：疟疾

1. 疟疾是一种可防可治的寄生虫病，主要症状是发冷、发热、出汗。

2. 疟疾可通过按蚊叮咬或输血传播，预防疟疾最好的办法是防止蚊子叮咬，禁止疟疾患者献血。

3. 非洲和东南亚是疟疾高度流行区，去疟疾流行区后出现发冷、发热、出汗等不适症状应及时就医，回国入境和就医时应主动告知旅行史。

4. 疟疾确诊后，应按照医嘱全程、足量服药，避免出现复发和耐药。

病原大作战：疟疾

1. 疟疾是由哪一类病原体导致的疾病

（   ）

 A. 细菌   B. 病毒

 C. 原虫   D. 寄生虫

2. 疟原虫的特征是   （   ）

 A. 除了人以外，还可感染其他动物，如灵长目、啮齿目动物

 B. 生活史需要人和按蚊两个宿主

 C. 在人体中可在红细胞和肝细胞内生长

 D. 以上都正确

195

3. 目前疟疾流行强度最大的地区是 （ ）

    A. 东亚地区   B. 非洲地区

    C. 北美地区   D. 东南亚地区

4. 中国近年感染疟疾的人群特征发生了什么变化（ ）

    A. 本地病例数量下降

    B. 境外输入性病例增多

    C. 本地病例中，流动人口病例占比逐年增高

    D. 以上都正确

5. 疟疾的一般传播途径是什么 （ ）

    A. 飞沫传播或直接接触传播

    B. 经水传播

    C. 蚊虫叮咬

    D. 经血液传播

6. 关于疟疾的潜伏期，叙述错误的是 （ ）

    A. 不同疟原虫的潜伏期不同

    B. 潜伏期的长短与子孢子数量、机体免疫力有关

    C. 疟原虫的平均潜伏期为 7 天

    D. 潜伏期包括红细胞外期原虫发育的时间和红细胞

        内期疟原虫裂体增殖达到一定数量所需的时间

7. 感染疟疾最主要的体征是 （ ）

    A. 寒战   B. 高热

    C. 出汗退热   D. 以上都是

8. 疟原虫有多种类型，下列哪种疟原虫引起的疟疾病死

   率最高 （ ）

    A. 恶性疟   B. 间日疟

    C. 三日疟   D. 卵形疟

9. 关于凶险型疟疾说法错误的是 （ ）

    A. 绝大多数由恶性疟原虫所致

    B. 是先天性或由输血引起的疟疾

    C. 常见类型为脑型和超高热型

    D. 是儿童和免疫力低下成人患者的主要死亡原因

10. 下列最容易传播疟疾的是 （ ）

    A. 刚被按蚊叮咬过的人   B. 尚处于潜伏期者

    C. 疟疾发作中的患者   D. 疟疾恢复期的患者

11. 确诊疟疾的最可靠证据是 （ ）

    A. 外周血液中检出疟原虫

B. 抗体检测阳性

C. 按蚊叮咬史

D. 以上都不正确

12. 疟疾会引起患者贫血，下列说法错误的是 　　（　　）

A. 疟疾发作次数越多，越容易出现贫血

B. 恶性疟最容易引起贫血且程度最为严重

C. 贫血除了与疟原虫破坏红细胞有关，还与脾功能
   亢进、免疫损害等有关

D. 疟疾发病会刺激骨髓造血功能

13. 疟疾可能会引起的并发症有 　　　　　　　（　　）

A. 贫血　　　　　　　　　B. 脾脏肿大

C. 黑尿热　　　　　　　　D. 以上都是

14. 关于疟疾的快速诊断，下列说法错误的是 　（　　）

A. 可作为筛查的工具

B. 优点是速度快

C. 是疟疾诊断的金标准

D. 少量血液即可进行检测

15. 关于疟疾的疫苗，说法正确的是 （ ）

    A. 我国已有疟疾疫苗上市

    B. 非洲已有疟疾疫苗在部分国家试点使用

    C. 疟疾疫苗对所有类型的疟疾均有很强的保护作用

    D. 疟疾疫苗由我国科学家首次研发成功

16. 青蒿素可用于治疗疟疾，发现该药物的屠呦呦因此获得了 （ ）

    A. 2015 年诺贝尔生理学或医学奖

    B. 2016 年诺贝尔生理学或医学奖

    C. 2015 年诺贝尔化学奖

    D. 2016 年诺贝尔物理学奖

17. 以下哪种措施对于疟疾患者有益 （ ）

    A. 卧床休息

    B. 补水补液

    C. 高营养饮食，注意补铁

    D. 以上都是

18. 下列预防疟疾的措施中哪一项是错误的 （ ）

    A. 杀灭蚊虫，使用蚊帐及驱蚊剂

B. 经常开门开窗通风，保持空气流通

C. 预防服药，保护易感人群

D. 及时治疗疟疾患者，防止传播

19. 需要预防性用药的人群是 （　　）

A. 准备去非洲高流行病区旅行的人

B. 刚出生的幼儿

C. 高龄老人

D. 以上都是

20. 预防疟疾最有效的方法是 （　　）

A. 接种疫苗

B. 隔离病人，灭蚊防蚊

C. 讲究个人卫生，加强锻炼

D. 开窗通风，保持空气流通

落地生根：登革热

诗词鉴赏：驱蚊歌

清　蒲松龄

炉中苍术杂烟荆，拉杂烘之烟飞腾。

安得蝙蝠满天生，一除毒族安群民。

病原城里故事多：蚊太师与伊蚊大军的失败会师

1

欢欢和乐乐是一对兄妹，欢欢是一名小学二年级的学生，乐乐今年上幼儿园大班。又到了小朋友们最喜欢的暑假，兄妹俩兴奋极了。

兄妹两人轮番提出要求："妈妈，幼儿园好多小伙伴都去国外旅行了！我也想去！"

"就是，学校也好多小伙伴都去国外旅行了！爸爸，带我们去吧！"

爸爸插话道："那你们都说说想去哪里？"

"我想看美丽的珊瑚和鱼儿！"

"我想坐大帆船！"

爸爸提议："既然孩子们都喜欢大海，要不就去泰国吧？"

妈妈同意了这个建议："行啊，带着两个小家伙出去玩可不是一件轻松的活啊！我这就去做攻略，看看特价机票！"

欢欢和乐乐欢呼雀跃起来："太好了！我们可以去泰国玩咯！"

有人说，

如果你是第一次境外旅行，泰国绝对会是你最好的选择；

如果你是出境旅行的达人，泰国仍然会是你最好的选择。

去泰国，

有你写字楼看不到的风景；

有你喷香水闻不到的味道；

有你穿高跟鞋走不到的路；

有你心里梦里想要见的人。

一家四口来到泰国，开始了他们首次境外之旅，这里有：阳光、沙滩、大海！

2

病原城指挥中心。

万毒王很遗憾："疟原虫部队还是没能造成输入性的大面积传播，令我大失所望。间日疟大王向我推荐了登革热部队，你们查查这些年它们战绩如何？"

菌司令回复："查到了，大王请看大屏幕：登革热发病率最近几十年在全球大幅度上升，在非洲、美洲、东地中海、东南亚和西太平洋地区 100 多个国家呈地方性流行。"

毒小兵补充道："南美洲、东南亚和西太平洋区域是登革热的主战场。每年约有 3.9 亿例登革热感染，其中约 9 600 万例出现不同程度的临床症状。"

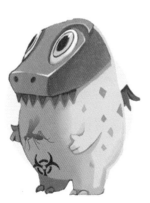

登革病毒

听到千万和亿为单位的发病数，万毒王有点后悔："我对登革家族的关注还是太少，看来它们真的为病原城立下了不少汗马功劳。登革病毒需要和伊蚊一起作战。不知道伊蚊部队在中国现在的兵力部署如何。疟疾输入性传播的失败就是因为没有做好接头工作，浪费了大好机会。赶快联系一下伊蚊大王问问。"

指挥中心呼叫伊蚊大王。伊蚊接到呼叫，胸有成竹地说："不用担心，我们在东南亚和中国都部署了大量的部队，而且我们的基地就在人群周围。家里的缸、罐、盆、碗，小区里的轮胎、假山积水都是我们藏身的好地方。我们最喜欢在日出前 1～2 小时和日落前 2～3 小时活动，早晨人们还在熟睡，没有防备，傍晚人们正好出来溜达，随随便便都能得手。这些年我们和登革病毒大军配合很好，在中国也干了好几个大案！"

万毒王很感兴趣："哦？具体情况说来听听。"

伊蚊大王说："2014 年 G 市报告了三万多例登革热病例，2017 年 H 市也报告了一千多例登革热病例！都是我们干的，这些还只不过是冰山一角呢。"

万毒王："确实不错，听你这么说，我就放心了，这下就看你们表现了！"

伊蚊大王又补充道："我们伊蚊大军和登革病毒大军配合默契。那些旅游时感染登革热的人一旦回到居住地，我们在当地的伊蚊大军就趁机吸他们的血，血里面的登革病毒一旦进入我们伊蚊体内，我们的后代子孙也都能够持续携带登革病毒。这样我们的领地就变得越来越多了！"

万毒王不禁赞叹："真人不露相，身怀绝技！我们病原界就应该和虫媒界的各位多多跨界合作，不能仅仅以患者作为传染源。传我号令，登革病毒大军整装待发！出击！"

3

登革病毒能够非常娴熟地与伊蚊配合，因此江湖人称"蚊太师"。

接到命令后，它立即下令让各地的登革病毒大军行动起来。

很快，欢欢、乐乐一家就进入了它们的攻击范围。

欢欢一家沉浸在日落的美景中，完全没察觉危险正向他们逼近。

和按蚊袭击一样，叮咬的过程很快就完成了，登革病毒顺利进入了人体。

结束了5天的泰国之旅，欢欢一家子回到了国内。

回家后的第5天，就出现了一些状况。

欢欢说："妈妈，我感觉有点昏昏沉沉，额头好像有点烫。"

"不会发烧了吧？我去拿耳温枪量下体温。"家里常备这些测温工具和常用药，小毛小病都能在家及时处理。妈妈测好体温一看："38.5℃，是吹空调着凉了吗？"

第二天一大早，妈妈发现欢欢腹部有点皮疹。她意识到可能有问题了。爸爸妈妈立刻带着欢欢去 H 医院就诊。在预检分诊台，护士为欢欢测量体温后，将其分到发热门诊。

妈妈告诉医生："孩子昨晚发烧 38.5℃，今天早上发现身上还有红疹。"

医生说："光这么看，麻疹、猩红热、风疹等都有可能，需要抽血做些检查。"

妈妈突然想起了什么："哦，对了，医生，我们上礼拜去泰国玩过。"原来，发热门诊的入口处张贴着一张大海报，上面写着：发病前 2 周如果接触过活禽，或是有境外旅行史，请主动告知。

医生马上警觉地问："小朋友在泰国有没有被蚊子咬过？"

欢欢回答道："好像有被咬过几次，具体记不清了。"

医生告诉爸爸妈妈："我怀疑您孩子可能感染了登革热，需要做一个快速检测。"

登革热快速检测结果显示阳性，医生立刻安排欢欢住进有纱窗蚊帐的病房进行单独隔离治疗，同时报告了当地的疾控中心。

疾控中心实验室复核了欢欢的血样，确认是阳性。随即疾控中心的专业人员分头前往医院和欢欢家进行调查处置。

4

此时此刻，欢欢体内的登革病毒们正做着黄粱美梦：跋山涉水，第一次来中国，经过 5 天我们已经完成了人体的内潜伏期发育，欢欢也出现了症状。本地的伊蚊大军赶快来叮咬欢欢吧。这样我们就能顺利进入本地的伊蚊体内，只要在它们体内完成繁育，我们就能够落地生根，把这里变成我们家族的新势力。

同时，伊蚊大军也收到了信息，正打着如意算盘：欢欢已经出现症状，说明他体内的登革病毒已经发育完成，正是我们叮咬的好时机，一旦叮咬成功，再过8～10 天，病毒在我们体

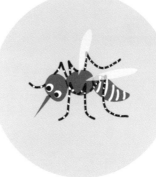

伊蚊

内完成发育，我们就可以升级成为永久性带毒的蚊子了。那时候我们的攻击将从物理攻击层级瞬间进入魔法攻击层级。平常我们也太默默无闻了，这次一定要弄个天翻地覆，青史留名，登上病原城战绩榜的榜首！

登革病毒和伊蚊大军没有料到，一场针对它们的围剿行动已经开始！它们的梦想永远只能是梦境，没有可能等到实现的那一刻！

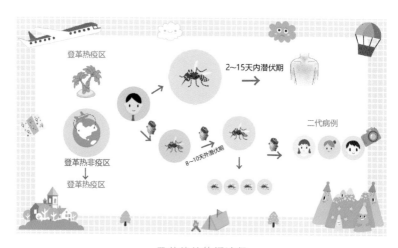

登革热的传播途径

5

疾控中心、社区卫生服务中心、街道爱国卫生服务社等专业队伍兵分两路，分别在居住地和医院开展病媒监测和消杀。

他们分别以欢欢家和 H 医院为圆心，划分半径 200 米的核心区和核心区外扩展 200 米的警戒区，在小区花园、绿化带、欢欢家和医院，开展杀虫剂喷洒，并对可能的伊蚊孳生地进行翻盆倒罐。同时用布雷图指数监测和评价核心区、警戒区的伊蚊密度，如果指数高于 20，则意味着一旦有登革热输入病例，就可能在该地区造成流行；如果低于 5 的话，就代表了传播风险较低。

如果伊蚊数量太少，那就好比瞎猫碰到死耗子；如果伊蚊数量够多，登革病毒和伊蚊就很有可能完成接头，一旦完成接头，那它们很快就能落地生根，将这一片区域迅速变成登革热流行区。

除了控制伊蚊，还要及时发现登革热患者。医生们对爸爸、妈妈和乐乐开展为期 15 天的健康观察。

6

医院内，蠢蠢欲动的伊蚊大军做好了准备。

然而，它们突然发现，下手的机会都被堵死了。

欢欢住的病房里进行了专门的防蚊隔离，纱门、纱窗、蚊帐还有驱蚊剂。

气得伊蚊大军在草丛中大叫："有种出来！"

伊蚊正在嗡嗡嗡地叫骂，突然传来一股刺鼻的味道。

"啊！不好，人类在喷洒药水了，快跑！"

欢欢家小区的情况同样有点出乎伊蚊大军的意料。

"我们的老巢呢？！"

"瓶瓶罐罐是我家，小心爱护靠大家。人类如此可恶，让我无家可归，说起来都是泪啊！"

同样的一股味道传来，"不妙，这里也有药水，快撤！保护小命千万条，溜之大吉第一条！"

5天后，欢欢体温恢复正常，皮疹褪去，血小板数量也恢复正常，终于可以痊愈出院，解除隔离了。爸爸、妈妈和乐乐观察期内未出现任何症状，周围人群也未发现疑似病例或症状。疾控中心进行了专业评估：核心区和警戒区范围内在病例治愈出院后25天内无新发病例；核心区和警戒区布雷图指数或诱蚊卵器指数连续两周＜5，同时双层叠帐法成蚊密度不高于2（只／人·时）。结束应急响应的标准达到，登革热落地生根的风险被排除！

7

原本一场"落地生根"的期望，变成了"斩草除根"的绝望。

在病原城指挥中心，万毒王再次接到战败报告，气急败坏，大发雷霆："一群废物！"

"大王莫急！"蚊太师悠悠地说。

"我们登革病毒大军有四路，这次欢欢体内的是第二路大军。你别看他现在已经痊愈了，以后如果再有其他大军进入体内的话，他出现严重症状的概率就大大增加了。"

"不是所有病例人类都可以早期识别出来，我们有一项技能——隐性感染人群，别看这些人表面上没什么症状，其实却是我们的最好传染源。"

"广种薄收是我们的战略。大王您放心，假以时日，这个地球还是我们病原城的天下！"

万毒王听后，点头赞许，并鼓励登革病毒大军："大军要尽快挥师北上，稳扎稳打，扩大范围！"

登革热的故事告一段落，让我们用一首小诗来记住今天的内容吧。

登 革 热

花脚蚊子惹人烦，登革病毒四处传。
疫区出行归来后，发热皮疹及时看。

历史小课堂：登革热

1779—1780 年期间，亚洲、非洲和北美记录了多次登革热大流行。1789 年，美国本杰明·拉什（Benjamin Rush）博士发现、定义并报告了第一例登革热。

登革热全球目前仅有一种疫苗被批准使用，即赛诺菲巴斯德（Sanofi Pasteur）公司研制的 Dengvaxia®。2017 年该疫苗于墨西哥与巴西上市，但随后研究发现，此疫苗只适合以前感染过这种疾病的人使用，未感染过登革热的人使用疫苗后，感染登革热则可能会出现严重反应。中国目前暂时没有上市登革热疫苗。

病原小百科：登革热

1. 登革热是登革病毒感染引起、由伊蚊（花脚蚊子）传播的传染病，主要在伊蚊孳生的热带、亚热带地方流行。登革热输入病例没有得到及时处置，可能会引起本地的流行。

2. 登革热的症状有很多种，常见的有发热、头痛、肌肉酸痛、骨骼和关节痛，部分患者身上会出现皮疹，关节和骨骼痛得像是骨折了；另外，血常规检测白细胞和血小板数量都会出现下降。严重者会出现出血、休克等严重症状，称为登革出血热。

3. 东南亚、非洲等登革热疫区归国后 15 天内，如果出现了可疑的登革热症状，请到发热门诊就诊，并主动向医生说明旅行的情况，否则很容易漏诊。

4. 在旅行途中要做好防蚊措施，例如穿长衣长裤、住有蚊帐的床铺，或是涂好驱避剂。伊蚊吸血的高峰期是早上 5～6 点和下午 6～7 点，这两个时间段尤其要注意防止被叮咬。

5. 注意消灭伊蚊的老巢。伊蚊主要喜欢住在小水体，例如小的瓶瓶罐罐、假山、废旧轮胎的积水，如果周围环境有这些孳生地，记得做到翻盆倒罐，不留积水。

病原大作战：登革热

1. 登革热是由哪一类病原体导致的疾病　　　　　　　　　（　　）

　　A. 细菌　　　B. 病毒　　　C. 原虫　　　D. 寄生虫

2. 下列为典型登革热症状的是 （　　）

    A. 发热　　　　　　　　　B. 皮疹

    C. 出血　　　　　　　　　D. 以上都是

3. 关于登革热的致死率，下列说法错误的是 （　　）

    A. 登革热是自限性疾病，预后良好

    B. 普通登革热患者的病死率较低

    C. 死亡病例均为登革出血热患者，一旦患病无法治愈

    D. 若出现休克，则病死率可高达 10%～40%

4. 多次感染不同型别的登革病毒可能发生 （　　）

    A. 终身免疫　　　　　　　B. 登革出血热

    C. 持久性免疫　　　　　　D. 以上都正确

5. 登革热的一般传播途径是什么 （　　）

    A. 飞沫传播　　　　　　　B. 食源性传播

    C. 虫媒传播　　　　　　　D. 经血液传播

6. 关于登革热的隔离解除，下列说法正确的是 （　　）

    A. 病程超过 5 天且退热 1 天以上可解除隔离

    B. 痊愈后才可解除隔离

C. 患者退热后即可解除隔离

D. 病程超过 7 天可解除隔离

7. 登革热的潜伏期是 （　　）

   A. 1～3 天　　　　　　　　B. 2～15 天

   C. 7～14 天　　　　　　　　D. 8～10 天

8. 关于登革热的流行，下列说法正确的是 （　　）

   A. 流行与白纹伊蚊与埃及伊蚊的消长有关

   B. 多处于高温多雨的夏秋季节

   C. 我国的发病高峰处于 7～9 月

   D. 以上都是

9. 关于登革热症状，下列说法正确的是 （　　）

   A. 通常急性起病，首发症状为发热，可伴有畏寒

   B. 可有头痛、肌肉关节疼痛、乏力、恶心呕吐、腹痛腹泻等症状

   C. 可出现皮疹，典型皮疹为四肢针尖样出血点及"皮岛"样表现

   D. 以上都是

10. 登革出血热可能出现何种症状 （　　）

    A. 退热前后病情突然加重，出现腹痛、持续呕吐等

    B. 发生休克及重要脏器损伤，甚至严重出血

    C. 血浆渗漏，出现心包积液、胸腔积液、腹水等

    D. 以上都是

11. 登革热的主要流行区位于何处 （　　）

    A. 热带地区　　　　　　　B. 沙漠地区

    C. 温带地区　　　　　　　D. 寒带地区

12. 登革热患者检查的各项指标中，通常不符合的是

（　　）

    A. 血小板减少

    B. 白细胞总数增高

    C. 血清中特异 IgM 抗体阳性

    D. 白细胞总数不高或降低

13. 国内预防登革热，目前主要措施不包括 （　　）

    A. 消灭伊蚊孳生地

    B. 接种登革热疫苗

    C. 做好防蚊措施

D. 做好旅行者健康教育

14. 到登革热流行地区旅行后回国，（　　　）内如果出现发热、皮疹等症状需要考虑感染了登革热

　　A. 2 天　　　　B. 1 周　　　　C. 15 天　　　D. 1 年

15. 登革病毒有 4 种血清型，不同亚型间没有交叉保护力，因此可以推测　　　　　　　　　　　（　　　）

　　A. 登革热一次患病后将获得永久免疫力，不再感染

　　B. 登革热一次患病后只可获得同一血清型的免疫力，可再感染其他亚型

　　C. 登革热治愈后，短期内不可能再感染

　　D. 人类一辈子最多感染 4 次登革热后就能获得永久免疫力，不再感染

16. 关于能够传播登革热的蚊子，下列说法错误的是（　　　）

　　A. 主要是伊蚊（花脚蚊子）

　　B. 主要是按蚊

　　C. 主要是库蚊

　　D. 主要是按蚊和库蚊

17. 旅行期间，下列预防登革热中哪一项是正确的（　　　）

　　A. 使用蚊帐　　　　　　　B. 穿着长袖长裤

　　C. 涂抹喷洒驱蚊剂　　　　D. 以上都正确

18. 关于登革热感染，下列说法错误的是　　　　　（　　　）

　　A. 可以直接人传人

　　B. 若本地无伊蚊，则几乎不可能出现疾病流行

　　C. 不能直接人传人

　　D. 需要经由伊蚊作为"中介"传播

19. 如果发现登革热输入性病例，需要开展哪些措施

　　　　　　　　　　　　　　　　　　　　　　（　　　）

　　A. 患者做好防蚊隔离

　　B. 开展密切接触者观察

　　C. 开展环境灭蚊

　　D. 以上都是

20. 用来评估登革热是否存在本地流行风险的指标叫作布

　　雷图指数，当低于（　　　）时提示本地流行风险很小

　　A. 5　　　　　　B. 10　　　　　　C. 15　　　　　　D. 20

沙场点兵：新发传染病

诗词鉴赏：闲居读书作六首之五（节选）

清　赵　翼

李杜诗篇万口传，至今已觉不新鲜。

江山代有才人出，各领风骚数百年。

病原城里故事多：传染病大盘点

通过乾坤大挪移、死灰复燃等招式，不断有新的病原体家族前来勤王，尤其是人兽共患病，它们能够同时感染人类和动物。一时间，作战指挥中心人头攒动，大家纷纷献计献策、主动请缨。

万毒王十分开心，它对菌司令说："本以为我可能成了病原城的末代大王，现在看来，我们和人类的战争鹿死谁手还未见分晓呢！"

菌司令附和道："是啊，大王，别的不说，您就看每年那么多学生游学访学，那么多成人旅行出差，只要人口流动起来，只要我们不断培养新人才，研发新技能，就不怕人类不中招！"

"说得好！其实我们病原城家族也是江山辈有人才出，也许是时候一代新人换旧人啦！菌司令，你选择重点做一下介绍。毒小兵，你注意跟上切换屏幕。我要看看我们全球大军的新生力量。我们也来场沙场秋点兵！"万毒王命令道。

"遵命！"菌司令拿出事先收集的情报，精挑细选了四五个。

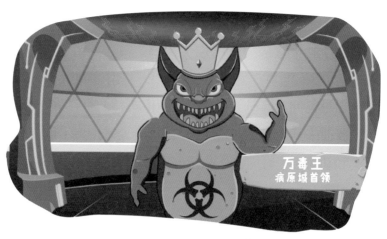

万毒王沙场秋点兵

"遵命!"毒小兵在屏幕上不断切换,一支支部队展示在大屏幕上。

1

埃博拉病毒病

"这是一支战斗力异常强悍的部队,所到之处,九死一生。"菌司令介绍道。这时,屏幕上展示了埃博拉病毒部队的战斗力及战绩介绍。

埃博拉病毒病也叫埃博拉病毒性出血热、埃博拉出血热,临床上以发热及出血为特征,如果你听过七窍流血这个词而没有概念的话,可以去看看埃博拉病毒的临床表现。

[小贴士:在电影《战狼2》中提到的拉曼拉病毒原型就是埃博拉病毒。]

"它的潜伏期可达 2～21 天,但通常是 5～10 天,主要通过血液传播。"

如果人类治疗不及时,埃博拉病毒导致的病死率高达 25%～90%。2014 年暴发于西非的埃博拉疫情是有史以来最大的一次疫情,造成超过 2.5 万人感染,超过 1 万人死亡;其中塞拉利昂当地超过 3 800 人死亡。埃博拉病毒部队主要进攻人类和其他灵长目动物(如猴子、大猩猩和黑猩猩等），世界卫生组织将埃博拉病毒列为对人类危害最严重的病毒之一，其生物安全等级为最危险的第 4 级（艾滋病、SARS 为 3 级，级数越大防护越严格）。

2

中东呼吸综合征（MERS）

"这是大名鼎鼎的非典（严重急性呼吸综合征，SARS）的一个远房亲戚，也是冠状病毒引起的，目前根据地主要在中东地区。"菌司令介绍了第二支部队。

中东呼吸综合征（MERS）是由冠状病毒引起的一种呼吸道传染病，主要传染源可能是单峰骆驼。和骆驼有密切接触者，包括近距离骑乘、喝骆驼奶、甚至喝骆驼尿（别笑，世界卫生组织发布过正式警告的）都可能中招。

目前人与人之间的传播主要以院内感染为主，2015年 5～6 月，在韩国的一所医院就暴发了大面积的 MERS 感染。

MERS 的潜伏期为 2～14 天。随后，患者可能出现轻微至严重的呼吸道感染，典型症状包括发热、咳嗽、气促和呼吸困难。感染者通常会有肺炎，部分病人会出现肾衰竭、心包膜炎、血管内弥漫性凝血（DIC）或死亡。患者中的病死率可能接近 1/3。

"这也是一支不好惹的部队啊。脾气和埃博拉病毒一样火爆。"万毒王感慨道。

3

寨卡病毒病

"大王，这也是蚊子大军帮忙传播的一支部队。"菌司令继续介绍。

寨卡病毒大军可以导致人类发热、皮疹、肌肉和关节疼痛、不适或头痛，这些症状和登革热蛮像的，但是寨卡病毒发病还有个特点就是结膜炎，这在登革热患者身上通常看不到。寨卡病毒病潜伏期一般 3～12 天，症状通常持续 2～7 天。但大多数寨卡病毒感染者并没有症状。

如果这样小瞧这支部队，那就有危险了。因为怀孕期间发生寨卡病毒感染可能使出生婴儿患有小头症和其他先天性畸形，统称为先天性寨卡综合征。寨卡病毒感染还与妊娠期间发生的其他并发症相关，包括早产和流产。

成人和儿童感染寨卡病毒可能面临罹患神经系统并发症的更大风险，包括格林巴利综合征和脊髓炎等，这些可都是非常严重的并发症。

寨卡病毒主要通过热带和亚热带地区受感染的埃及伊蚊（花脚蚊子的一种）叮咬传播。伊蚊一般在白天叮咬人，叮咬高峰为清晨和傍晚 / 晚间。这种蚊子还能传播登革热、基孔肯雅热和黄热病。

4

X 部队

大阅兵还在继续，万毒王也来不及一一细看每支部队的具体战斗力和战绩了。

人感染禽流感、基孔肯雅热、黄热病、马尔堡出血热、西尼罗热、拉沙热、裂谷热、发热伴血小板减少综合征……这些都是病毒大军的硕果。

人感染猪链球菌、军团菌病、耐多药结核病、广泛耐药结核病、耐甲氧西林金葡菌感染……这些都是细菌大军的战绩。

莱姆病、人粒细胞无形体病、朊病毒病（疯牛病）……

地图上，几乎各个角落都有枕戈待旦、蓄势待发的病原体大军。

"哈哈哈哈！胜利终将属于病原体！"万毒王、菌司令和毒小兵们在指挥中心按捺不住兴奋之情，发出了欢呼。

人类，你们准备好了吗？

新 发 传 染 病

层出不穷传染病，一一列举数不清。

防治措施要牢记，出门在外好心情。

历史小课堂：新发传染病

1992 年，美国医学研究所 19 名跨学科专家联合发表了专题报告，提出新发传染病的概念，包括新发生的和重新发生的传染病。

让我们从新发传染病的名单上选几个大家熟悉的名字吧。

1977 年，埃博拉病毒

1983 年，人免疫缺陷病毒（HIV）

1996 年，牛海绵状脑病（疯牛病）病毒

1997 年，禽流感 H5N1 病毒

2003 年，非典（SARS）病毒

2009 年，新甲型 H1N1 流感病毒

2010 年，新型布尼亚病毒

2012 年，中东呼吸综合征（MERS）冠状病毒

2013 年，禽流感 H7N9 病毒

……

病原小百科：新发传染病

　　新发传染病的种类繁多，篇幅所限，无法一一列出，以下措施可以帮助降低感染风险。

1. 在跨国旅行前做好功课，了解当地流行的疾病。

2. 与野生动物接触时保持安全距离。

3. 不要吃政府禁止食用的野生动物或不明来源的食物。

4. 户外活动时做好防蚊、防蜱虫叮咬等措施。

5. 避免直接接触到患者／死者的血液或体液。

病原大作战：新发传染病

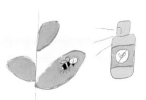

1. 近年来发现的新发传染病主要
   是　　　　　　　　（　　）
   A. 人兽共患病　　　　B. 仅在人类传播
   C. 仅在动物传播　　　D. 仅在环境中存在

2. 埃博拉出血热目前主要分布在　　　　　（　　）
   A. 美洲部分国家　　　B. 非洲所有国家
   C. 亚洲部分国家　　　D. 欧洲部分国家

3. 目前，埃博拉病毒病的主要传染病途径是　　（　　　）

　　A. 污染水源传播　　　　　B. 血液、体液传播

　　C. 胃肠道传播　　　　　　D. 呼吸道传播

4. MERS 中文全称是　　　　　　　　　　　（　　　）

　　A. 中东呼吸综合征　　　　B. 非典型肺炎

　　C. 严重急性呼吸综合征　　D. 亚洲呼吸综合征

5. 现阶段 MERS 的动物宿主主要是　　　　　（　　　）

　　A. 果子狸　　　　　　　　B. 犬只

　　C. 单峰骆驼　　　　　　　D. 双峰骆驼

6. MERS 的早期症状主要是　　　　　　　　（　　　）

　　A. 发热、咳嗽、气促和呼吸困难

　　B. 呕吐、腹泻

　　C. 发热、皮疹

　　D. 发热、出血

7. 有可能感染 MERS 的方式不包括　　　　　（　　　）

　　A. 近距离骑乘骆驼　　　　B. 喝骆驼奶

　　C. 喝骆驼尿　　　　　　　D. 吃煮熟的骆驼肉

8. 从典型病例来看，寨卡病毒病和下列哪种病的症状很像 （　　）

    A. 手足口病　　　　　　B. 水痘

    C. 登革热　　　　　　　D. 埃博拉出血热

9. 寨卡病毒病的传播媒介是 （　　）

    A. 伊蚊（花脚蚊子）　　B. 蟑螂

    C. 老鼠　　　　　　　　D. 苍蝇

10. 孕妇感染寨卡病毒病可能引起哪种严重的并发症

（　　）

    A. 先天性寨卡综合征　　B. 先天性水痘综合征

    C. 先天性风疹综合征　　D. 先天性埃博拉综合征

新型冠状病毒来袭

有很多成语和典故可以描述这一章内容。比如说，

– 一语成谶；

– 蝴蝶效应；

– 人类从历史中学到的唯一教训，就是人类没有从历史中得到任何教训；

– 秦人不暇自哀，而后人哀之；后人哀之而不鉴之，亦使后人而复哀后人也。

让我们细细来看到底发生了什么。

病原城里故事多：游灵大军来势汹汹

1

万毒王刚刚"沙场秋点兵"后不久，机会就来了。这个机会源自一种神奇的动物——蝙蝠。

从生物学上来看，蝙蝠是翼手目动物，是哺乳动物

中仅次于啮齿目动物的第二大类群，是目前唯一一类演化出真正有自由飞翔能力的哺乳动物。从医学角度来看，研究人员从蝙蝠体内检测或分离出的病毒超过130种，其中有近一半都是人兽共患病的病毒，包括狂犬病毒、SARS（俗称"非典"）病毒、MERS（中东呼吸综合征）病毒、埃博拉病毒、马尔堡病毒等。蝙蝠有超强的免疫系统，在携带多种烈性病毒的同时，依旧能安然无恙。

作为野生动物，蝙蝠主要栖息在人迹罕至的山洞，昼伏夜出，和人类接触很少，本来完全可以做到和谐共处。但是，一旦潘多拉的盒子被打开，人类就会为自己犯的错付出沉重的代价。

这把潘多拉盒子的钥匙可能是蝙蝠身上的病毒传染给某些野生动物，然后人类食用了这些野生动物，或者是人类直接和蝙蝠发生了密切接触。总之，原本封印在蝙蝠身上的病毒来到了人类世界。

这种病毒降临人类世界的方式并不是第一次，埃博拉病毒、SARS病毒、MERS病毒，可能都是这样发生的。

但是人类吃一堑、吃一堑、又吃一堑，什么时候才能长一智呢？

[小贴士：读者们请注意，已有的研究提示蝙蝠可能是新型冠状病毒的来源，本书采用此种观点。但是新型冠状病毒是一个全新的病毒，未来更多的研究可能有新的发现，让我们一起期待科学家进一步研究揭示病毒的起源问题吧。]

这一次，从封印中召唤出来的病毒破坏力惊人，它叫做"新型冠状病毒（简称新冠病毒或 SARS-CoV-2）"，它所导致的疾病叫作新型冠状病毒肺炎（英文名称 COVID-19）"。这支部队，神出鬼没，人称"游灵"！

2

新型冠状病毒，之所以称为"新型"，那么肯定有传统的冠状病毒。没错，在此之前，冠状病毒家族已经有 6 个兄弟了，其中 2 个脾气火爆的大哥，就是 SARS 病毒和 MERS 病毒，还有 4 个脾气温和的小弟，名字不好记，分别叫作 229E、NL63、OC43、HKU1，这 4 位一般仅引起类似普通感冒的轻微呼吸道症状。

这次有机会从动物界跨界前往攻击人类，万毒王已经对这个新来的冠状病毒小弟关照再三："病毒的目的不在于杀伤，而在于复制、蔓延，不要像你们家族的 2 个大哥那样，毛毛躁躁的，下手太重；也不要像你们家族的 4 个小弟，温暾水，没有存在感。要博采百'毒'之所长，抓住人类的弱点，才能为病毒世界扬名立万！"

新冠病毒首领听罢，会心一笑，向万毒王说道："明白，大王！冠状病毒家族的本领我们已经潜心修炼，融会贯通，您就瞧好吧。"

3

历史在不经意间改变。

新冠病毒跨界来到人间，誓要闹出一番大动静。经过一番试探和磨合，它已经完全适应了人类世界。让我们先来看看它的本领。

攻击人群：从中老年人开始逐步覆盖到全部人群。

攻击部位：主要攻击人类的呼吸道，特别是肺部。

主攻方式：飞沫传播，潜伏在患者的唾沫中，一个喷嚏、咳嗽或者用力说话，它们都能随着飞沫飞出，飞进其他人的呼吸道，从而感染更多人。

副攻方式：它们随着飞沫降落在物体表面，如门把手、电梯按钮、扶手、桌面等，运气好的话能够在人体外存在几个小时甚至几天。其他人的手触摸这些物体之后，如果用"脏"手再去触摸自己的口、眼、鼻，就可能感染；在电梯、更衣间等空气流通不畅的狭小空间内，如果有新冠病毒感染者在这里咳嗽，带有病毒的飞沫水分逐步蒸发，悬浮形成飞沫核，再有人进来，就可能吸入感染；在医院，医生护士们在做一些诊疗操作的时候，如果不当心，也可能吸入这些气溶胶引起感染。

如果你看了"冬之篇"中的流行性感冒，这些作战方式和流感病毒几乎如出一辙，对不对？确实如此。虽然人类已经有了疫苗和抗病毒药对付流感病毒，但如何对付这个陌生的新冠病毒还在摸索中。

另一方面，病毒的进攻步伐一点也没有放缓，而且变得越发狡猾，各种花招百出。除了有肺炎患者以外，还有症状轻微的患者，没有症状的病毒携带者。人类的交通十分迅捷，也帮助病毒在短短几天之内从一个点变成一大片，在人类还没回过神来，它已经传遍五湖四海，数万人感染，所到之处，风声鹤唳，狼藉一片。

4

连吃几场败仗之后，人类也开始制订反击的策略。有围剿战，有封堵战，有坚壁清野，也有釜底抽薪。一时间，一场防疫战在神州大地轰轰烈烈地上演了。

对于学校的小朋友们来说，这是一个特殊的寒假，因为它实在太长了，有点像暑假。他们可能不知道数以万计的医生、护士从四面八方赶到一个叫中心疫区的地方。一场人类与病毒硬碰硬的大战有如火星撞地球般开始了。

在非疫区，黎明静悄悄，但是"游灵"大军随时可能攻入另一个城市、社区、家庭之中。不想让它得逞的话，人类必须做好防御，这是每一个人都要做到、也都能做到的。

兵来将挡，水来土掩，以不变应万变。

新冠病毒主要通过飞沫传播，那么戴上口罩来阻止它（记得患者不应佩戴带呼吸阀的口罩，戴了那种类型的口罩病毒只出不进，不能起到阻断传播的效果）。

新冠病毒会沾在门把手、扶手等表面，那么经常洗手，流水洗 20～30 秒就可以冲跑病毒了。

新冠病毒还可能通过气溶胶传播，那么记得开窗通风，空气一流通，密度急剧下降，它再想要侵入人体就没有那么容易了。

一种传染病疫情在流行的时候，隔离是一种最为有效的阻断办法，待在家里减少外出，就不会被"火烧连营"了。

不管传染病看起来如何气势汹汹，它的三板斧招数还是那些，所以，不要被它吓住，以其人之道还治其人之身，就能阻断传染病的流行。

5

让我们再来看看这场人类与病毒的正面战斗吧，这可能是你经历的最惨烈的一场战役了。

对阵的一方是来势汹汹、综合战斗力不断升级的"游灵"大军，论个头它们实在太渺小，论破坏性，又委实太猛烈。另一方直面冲击、奋而不退的有医生、护士，他们负责救治、照料生病的人；有公共卫生医生，负责开展流行病学调查，搜索传染源和可能被感染的人；有实验室检验人员，负责从标本中进行病毒检测，为病例确诊提供直接依据；有卫生院、社区卫生服务中心医生，负责每天为患者的密切接触者开展健康观察；有 120 的急救医生，负责不停地转运患者到目标医院；有居委会的叔叔阿姨，为观察对象提供各种生活保障；有志愿者哥哥姐姐，在各个岗位默默地付出……

在他们的背后，还有无数的人投入到这场战役中。有运筹帷幄、制订战略的人，有披星戴月、坚守岗位的人，有八方驰援、奉献爱心的人……

在这场战役中，没有人能够独善其身，但人们万众一心，众志成城。

这里面，也应该有你的身影。

6

这场疫情终会离去，但是它的教训足够惨痛。希望若干年，还有很多其他成语和典故可以帮你记住这一章的内容。比如说，

- 防患于未然；

- 殷忧启圣，多难兴邦；

- 亡羊补牢，为时未晚；

- 以铜为镜，可以正衣冠；以史为镜，可以知兴替；以人为镜，可以明得失。

（本章内容写于 2020 年 2 月，作者奋战于防控新型冠状病毒疫情一线之时）

病原大作战：新型冠状病毒

1. 你知道新型冠状病毒肺炎的厉害吗，哪种说法与实际情况不是很符合 （　　）

　A. 在原来就有慢性病的人群中更容易引起严重后果

　B. 不及时控制，容易引起暴发

　C. 一旦感染，大部分人都很严重，所以需要及时控制

D. 有一部分病例症状很严重，更多的是症状比较轻的病例

2. 关于新型冠状病毒，说法比较合理的是 （　　）

A. 是一种新病毒，所以所有人都可能感染

B. 只有老年人容易感染

C. 只有大人容易感染

D. 只有某些地区的人容易感染

3. 关于新型冠状病毒的传染能力，目前来看说法不是很准确的是 （　　）

A. 主要依靠患者传播

B. 主要通过隐性感染者传播

C. 潜伏期末期就可能有传染性

D. 无症状感染者也可能有传染性

4. 很多人觉得新型冠状病毒的传播方式和临床表现飘忽不定，主要原因可能是 （　　）

A. 病毒很容易发生变异

B. 一种全新的病毒，大家对它有一个逐步认识的过程

C. 病毒具备很强的耐药性

D. 传播特点和原来的冠状病毒、流感病毒等完全不同

5. 以下哪种方式可能会感染新型冠状病毒　　　（　　）

　　A. 在都不戴口罩的情况下，患者近距离与健康人说话

　　B. 健康人手接触到病毒污染的公共部位（如门把手、电梯扶手、按钮等表面）后又去接触口眼鼻等部位

　　C. 满载的飞机机舱内、邮轮船舱内有一名或多名确诊患者

　　D. 以上都有可能传播

6. 下列情形中，感染新型冠状病毒感染的肺炎可能性比较大的是　　　（　　）

　　A. 不戴口罩近距离与患者说话、共同就餐

　　B. 用手触摸患者的身体

　　C. 蚊子叮咬患者后，再叮咬他人

　　D. 在空旷的马路上，没有陌生人的情况下不戴口罩

7. 如果你或者你的家人被通知是新型冠状病毒肺炎密切接触者，需要隔离观察，你知道隔离期为　　　（　　）

　　A. 7 天　　　　　B. 10 天　　　　　C. 14 天　　　　　D. 21 天

8. 我们现在知道新型冠状病毒感染的肺炎可能的传播途径之一是飞沫传播，你认为以下说法不是很准确的是　　　（　　）

A. 与患者不戴口罩近距离接触是常见的感染方式

B. 带有病毒的飞沫可能在密闭的空间（如电梯中）悬浮一段时间

C. 患者大声说话、咳嗽、打喷嚏都可能造成飞沫传播

D. 日常生活中，佩戴一次性医用口罩不能阻挡飞沫传播，必须要用N95口罩

9. 关于"咳嗽礼仪"，你认为以下说法不是很妥当的是　　　（　　）

A. 打喷嚏时应用纸巾或胳膊肘遮掩口鼻

B. 咳嗽和打喷嚏时马上用双手遮掩口鼻，在身上擦一擦就干净了

C. 把打喷嚏用过的纸巾放入垃圾桶

D. 用过的纸巾属于干垃圾

10. 许多同学家养了宠物，目前宠物与新型冠状病毒感染的关系，说法比较合理的是　　　（　　）

A. 目前无证据显示宠物会传播新型冠状病毒

B. 宠物极有可能传播新型冠状病毒，需要与家人隔离，不可接触宠物

C. 疫情当前，为了防控，我们不可以饲养宠物

D. 经常出门的宠物才会感染，所以不能让宠物出门

11. 在疫情防控阶段，你的家人每天定期开窗通风，对此你的看法是 （　　）

A. 户外空气中有病毒，不要让家人开窗，病毒会跑进来

B. 经常开窗通风换气，一般不会传播病毒

C. 家中有空调送风，可以代替开窗通风

D. 不需要每天开窗，一周开窗通风一次即可

12. 家人去超市采购，以下哪一项是疫情防控阶段推荐给大家的做法 （　　）

A. 佩戴口罩出门，遇到熟人时与人说话保持距离

B. 佩戴口罩出门，遇到熟人时走上前摘下口罩说话

C. 佩戴口罩出门，眼睛不舒服时可以用手揉搓

D. 超市很安全，不需要佩戴口罩出门

13. 据你所知，新型冠状病毒肺炎患者主要会出现（　　）等症状

A. 发热

B. 乏力

C. 干咳、呼吸困难

D. 以上都是

14. 如果一个人感染了新型冠状病毒，一般在（　　　）出现相应的症状

    A. 1～2 天　　　　　　　　B. 1～14 天

    C. 14～28 天　　　　　　　D. 1 个月以后

15. 如果你的家人出现发热、干咳等症状，结合你对新型冠状病毒的了解，以下哪项描述不合适　　　　（　　　）

    A. 只要发热、干咳症状，一定是感染了新型冠状病毒

    B. 如果接触过新型冠状病毒病人，须尽快就医

    C. 是否感染新型冠状病毒需要医院确诊，不能想当然

    D. 如果持续不好转，建议尽快就医

16. 新型冠状病毒肺炎是新型冠状病毒感染引起的肺炎，你认为以下描述符合现在对新冠肺炎认识的是（　　　）

    A. 新型冠状病毒肺炎与普通感冒一样，在家休息就行

    B. 新型冠状病毒肺炎与流感一样，打了流感疫苗就

不会感染

C. 新型冠状病毒肺炎有特效药可以有效治疗

D. 新型冠状病毒疫苗正在研发

17. 疫情控制阶段，你的家人要去人比较多的超市采购，家中有好几种口罩，你认为选择佩戴哪一款口罩更为合适 （　　）

A. 一次性医用口罩

B. 卡通图案的纸口罩

C. 海绵或者纱布口罩

D. 活性炭口罩

18. 你的家人要去上班，请问以下哪一项为目前推荐的口罩佩戴方式 （　　）

A. 医用口罩的蓝色面朝内，白色面朝外

B. 为了节约使用口罩，两面轮流戴

C. 将折面完全展开，包住嘴、鼻、下颌，使口罩与面部完全贴合

D. 将口罩有金属条的一端戴在下方

19. 疫情期间，勤洗手是一个重要的预防手段，以下哪个

场景需要洗手　　　　　　　　　（　　）

A. 我们准备吃东西之前

B. 从学校回到家中之后

C. 家中上完厕所之后

D. 以上都需要洗手

20. 疫情期间，如果有医生要询问你发病前 14 天的活动
经历，你觉得怎么做比较合适　　　　（　　）

A. 涉及隐私，不能告诉医生

B. 有些说，有些不说

C. 如实告诉医生

D. 假装不记得了，或者随便编一些话骗医生

参考文献 / 参考资源

1.《中华人民共和国传染病防治法》

2. 上海市卫生和计划生育委员会《关于进一步加强本市
   托幼机构和中小学校消毒隔离工作要求》（沪卫计疾控
   〔2017〕6 号）

3. 中国疾病预防控制中心《结核病防治核心信息及知识
   要点（2018 年版）》

4. 疫苗历史网站：www.historyofvaccines.org

5. 世界卫生组织官网：www.who.int

6. 美国疾病预防控制中心官网：www.cdc.gov

7. 中国疾病预防控制中心官网：www.chinacdc.cn

附 录

学校常见传染病隔离观察工作要点

一、肠道和接触传播传染病

病种	潜伏期	病例隔离期	班级观察期	医学观察内容
手足口病	2～7天	症状消失后1周	14天	精神状况、口腔黏膜、手足掌部有无散在疱疹、发热等
细菌性痢疾	1～7天	一般病例症状消失继续服药3天后停止管理；重点职业人员症状消失后服药3天，并在服药后第5天起进行粪便培养2次，阴性者解除管理，但应隔季度做1次粪便培养	7天	发热、腹痛、腹泻、里急后重、脓血便等
急性出血性结膜炎	数小时～2天	发病后7天	7天	双眼有剧烈的异物刺激感或灼烧及瘙痒、畏光流泪、眼部分泌物增多、眼睑浮肿、结膜下出血等
霍乱	数小时～5天，多数为1～2天	停服抗菌药物后，连续2天粪便培养检测到霍乱弧菌	5天	腹泻（次数、大便性质）、呕吐（次数）、腹胀等
甲型病毒性肝炎	14～49天	发病日起3周	45天	精神状况，是否畏寒、发热、呕吐，食欲和小便颜色等

245

（续表）

病种	潜伏期	病例隔离期	班级观察期	医学观察内容
戊型病毒性肝炎	15～75 天	发病日起 3 周	45 天	
脊髓灰质炎	3～35 天，多数为 7～14 天	进行隔离治疗，直至排除脊髓灰质炎诊断；健康带毒者应隔离，且连续 3 次、间隔 7 天采集粪便标本，脊髓灰质炎病毒分离或 PCR 检测阴性后方可解除隔离	40 天	发热、咽部不适充血、恶心、呕吐、腹泻、四肢痉挛等
伤寒	3～60 天，常见	临床症状完全消失后 2 周或临床症状消失、停药 1 周后，粪便检测 2 次阴性（2 次间隔 2～3 天）	23 天	发热、全身不适、食欲减退、腹胀等
副伤寒		临床症状完全消失后 2 周或临床症状消失、停药 1 周后，粪便检测 2 次阴性（2 次间隔 2～3 天）	15 天	
诺如病毒感染性腹泻	12～72 小时，多数 24～48 小时	患者症状消失后 72 小时；从事保育、食品和制水等重点人员症状消失 72 小时且实验室检测诺如病毒核酸阴性	3 天	腹泻（次数、大便性质）、呕吐（次数）等

二、呼吸道传染病

病种	潜伏期	病例隔离期	班级观察期	医学观察内容
流行性感冒	1～4 天	退烧后 48 小时	7 天	发热、伴咳嗽、咽痛等
水痘	14～21 天	全部水痘疱疹结痂，痂皮干燥后	21 天	发热、皮疹、皮疹/疱疹、头皮、胸腹部等
流行性腮腺炎	14～25 天	腮腺肿大完全消失或发病后 10 天	21 天	发热、单侧或双侧腮腺肿痛等

（续表）

病种	潜伏期	病例隔离期	班级观察期	医学观察内容
猩红热	1～12 天，多数 2～5 天	足量抗生素治疗 24 小时后＋体温正常，可解除隔离	12 天	发热、咽颊炎、草莓舌、全身弥漫性鲜红色皮疹等
麻疹	6～21 天	出疹后 4 天，并发肺部感染者延长至出疹后 14 天	21 天	发热、皮疹、咳嗽、鼻炎、结膜炎等
流行性脑脊髓膜炎	2～10 天	自发病日起不少于 7 天	7 天	发热、上呼吸道感染症状、皮肤及口腔黏膜有广泛瘀点、瘀斑等
风疹	14～21 天	出疹后 5 天	21 天	发热、皮疹等
白喉	1～7 天	临床症状消失、咽拭子 2 次（间隔 2 天）细菌培养阴性为止；无培养条件时，应隔离到症状消失后 14 天	7 天	发热、精神萎靡、咽部疼痛、扁桃体炎、咽扁桃体内假膜、鼻涕带血等
百日咳	2～21 天	接受抗生素治疗 5 天（疗程最短 7 天）后；未接受抗生素治疗的疑似病例应进行隔离，直至阵发性咳嗽 3 周后或咳嗽停止	21 天	流涕、咳嗽，尤其是反复、剧烈咳嗽等

健康生活歌

词曲：李如伊

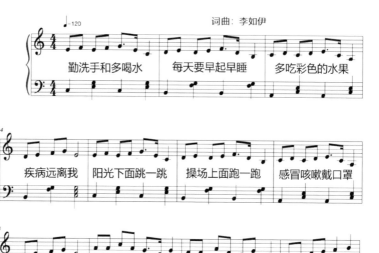

勤洗手和多喝水　每天要早起早睡　多吃彩色的水果

疾病远离我　阳光下面跳一跳　操场上面跑一跑　感冒咳嗽戴口罩

我们做得到　对坏细菌说[不要]　接种疫苗身体好　健康生活我骄傲

病原大作战答案

传染病入门知识

1～5 CDADC 6～10 BDDDD

水痘-带状疱疹

1～5 BCCAA 6～10 DDCBA 11～15 CDBAD
16～20 CBABB

手足口病

1～5 ADADA 6～10 BBCAC 11～15 CDDDB
16～20 ABDDA

诺如病毒

1～5 ADBCA 6～10 BBAAC 11～15 ADDAB
16～20 ADDBD

流感

1～5　DBDBD　6～10　DCAAA　11～15　ADDAA

16～20　DBDCD

猩红热

1～5　BCDAB　6～10　DBCAD　11～15　CBDDA

16～20　BCBCA

普通感冒

1～5　BCCAD　6～10　DDADA　11～15　ABBCD

16～20　ADDCA

百日咳

1～5　BDDAD　6～10　ADDAA　11～15　ADDAD

16～20　DBBDD

肺结核

1～5　ACBDD　6～10　DADCA　11～15　BCACD

16～20　DBCCB

麻疹

1～5　BCABA　6～10　DDDDA　11～15　DBACD

16～20　DBBCB

疟疾

1～5　CDBDC　6～10　CDABC　11～15　ADDCB

16～20　ADBAB

登革热

1～5　BDCBC　6～10　ABDDD　11～15　ABBCB

16～20　ADADA

新发传染病

1～5　ABBAC　6～10　ADCAA

新型冠状病毒

1～5　CABBD　6～10　ACDBA　11～15　BADBA

16～20　DACDC